한의대로 가는 길

한의사 윤소정 선생님이 맥을 짚어주는

한의대로 가는 길
한의과대학 지망생을 위한 가이드북

초판 1쇄 발행 | 2021년 3월 5일

지은이	윤소정
펴낸이	안호헌
아트디렉터	박신규

펴낸곳	도서출판 흔들의자	
	출판등록	2011. 10. 14(제311-2011-52호)
	주소	서울 강서구 가로공원로84길 77
	전화	(02)387-2175
	팩스	(02)387-2176
	이메일	rcpbooks@daum.net(원고 투고)
	블로그	http://blog.naver.com/rcpbooks

ISBN 979-11-86787-35-9 43510
ⓒ 윤소정 2021. Printed in Korea

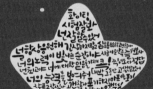

한의사 윤소정 선생님이 　　　　　　　맥을 짚어주는

한의대로 가는 길

윤소정 지음

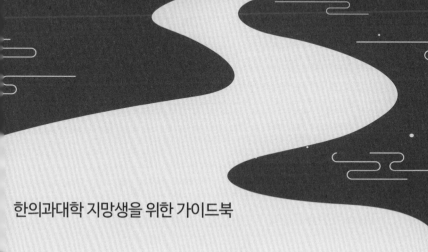

한의과대학 지망생을 위한 가이드북

흔들의자

한의사, 그리고 한의학이 궁금한 학생들에게

한의사라는 직업에 대해 알고 싶은 친구들이 있을 거예요.
한의사가 실제로 어떤 일을 하는지, 한의원에 가본 경험이 없는 학생들은 잘 모를 수 있겠죠. 주위에 한의사를 직업으로 가진 사람이 있지 않은 이상 한의원에 가보지 않은 친구들은 접할 기회가 없었을 거예요.

제가 초중고등학교에서 한의사 직업소개를 할 때 의외로 많은 친구들이 한의원을 가보고, 제 예상보다 한의학에 대한 관심이 많은 것을 보고 깜짝 놀랐던 기억이 납니다. 비염, 아토피 등의 질환을 치료하기 위해 혹은 성장에 좋은 한약을 먹기 위해 한의원에서 치료받은 경우가 많았어요. 다치거나 허리, 목의 통증 때문에 한의원에 갔던 친구들도 있었고요. 아무래도 학생들은 오랜 기간 학교에서, 그리고 학원에서 앉아있는 시간이 많아서 근육이 뭉치거나 아플 때가 종종 있으니까요.

한의원을 방문한 경험이 있더라도, 겉으로 보이는 것만으로는 자세히 알 수가 없어 더 궁금해 하는 친구들도 많았는데요. 보다 깊숙한 곳에 있는 궁금증은 아마 한의학에 대한 호기심일 거라고 생각합니다.

도대체 한의학이란 무엇이고, 한의학적 방법으로 실제 질병의 치료가 가능한지, 그리고 하루가 다르게 과학과 의학이 발전하는 현대 사회에서 한의학이 경쟁력이 있는지 알고 싶을 것 같아요. 그래야 한의사라는 직업을 택했을 때 만족할 수 있을지, 미래가 밝은지 예측할 수 있을 테니까요.

물론 한의학에 관한 본격적인 공부는 한의대를 입학하고 나서부터 가능할 거예요. 하지만 어떤 것을 배우는지 좀 더 알고 싶다면, 한의학에 관한 쉬운 책이나 한의사가 나오는 드라마, 동영상 등의 방법을 통해 간접체험을 하는 것을 권하고 싶습니다. 굳이 어려운 한의학 이론을 미리 알려고 한의학 전공하는 사람들이 볼만한 책을 보려고 노력할 필요는 없어요.

'아는 게 힘이다'라는 말이 있죠? '모르는 게 약이다'라는 말도 있고요. 아이러니하게도, 정 반대의 뜻을 지닌 것 같은 이런 말들이 상황에 따라 모두 맞을 수도 있습니다. 너무 속속들이 알고 있는 것이 항상 도움이 되는 것도 아니고, 그렇다고 전혀 모른 채 그 분야를 선택하고 진로를 결정하는 것도 옳다고 볼 수는 없으니까요.

제 경우에는 너무 한의학과 한의사에 대해 몰라 오히려 선택을 하지 못했어요. 20살 대학을 갈 무렵에는요. 그 이야기는 뒤편에서 다시 자세히 히도록 하겠습니다.

하지만 아예 모르는 것보다 더 위험한 것은 잘못된 정보로 인한 오해와 편견입니다. 그로 인해 내 선택과 진로에 영향을 미친다면 그것만큼 훗날 후회스러운 일이 없을 거예요. 그렇기에 한의사와 한의학에 대해 여러분들보다 먼저 배우고 경험이 있는 선배로서 올바른 정보를 제공하고 싶습니다. 그래서 개인적인 경험 뿐 아니라 객관적인 정보를 되도록 많이 담고자 노력했어요. 더 궁금한 부분이 있다면 찾아볼 수 있도록 관련 책이나 영상 등의 자료나 홈페이지를 소개했고요.

한의대에 관심이 있는 학생들에게도 여러 종류의 고민들이 있을 거예요. 성적은 충분한데 한의대를 갈까 망설이는 경우도 있을 테고, 한의대에 꼭 가고 싶지만 성적이 부족한 것 같아 아쉬울 수도 있죠. 전자에 해당하는 친구들은 한의사와 한의학에 대한 정보를 알아보는 것이 도움이 될 테고, 후자의 친구들은 이와 더불어 좀 더 공부에 노력을 해야 할 것입니다. 단기간에 성적을 올리는 것이 말처럼 쉽지도 않고 힘겨울 수도 있어요. 하지만 '뜻이 있는 곳에 길이 있다'는 말이 있죠? 목표가 뚜렷하다면 충분히 여러분들은 해낼 수 있을 거예요.

고등학교 시절에는 대학이 전부이고, 이때 올바른 선택을 하지 않으면 미래가 없을 것처럼 초조할 수 있어요. 하지만 마음을 조급히 가지는 것은 그다지 도움이 안 돼요.

목표가 확실한 친구들은 그것에 도달하지 못할까봐 안타깝고, 목표가 없는 친구들은 또 그것대로 불안하죠. 어린 나이에 목표가 없는 건 어쩌면 당연한 걸 수 있어요. 나이가 들고 어른이 되어도 정확한 목표가 없는 사람도 많으니까요.

나이가 어리다는 것은 그만큼 많은 기회가 있다는 분명한 장점이 있습니다. 이것저것 경험해보고, 알아보고, 시도해보세요. 그리고 한의학에 흥미가 있다면 한번쯤 이 책을 읽어보세요. 여러분들의 선택에 조금이라도 도움이 되길 바랍니다.

한의원에 가면 한의사들은 환자의 상태를 판단하기 위해 맥을 잡습니다. 맥이란 기혈이 흐르는 곳으로 이를 바탕으로 어디가 문제인지, 어떻게 치료해야 할지 방향을 정할 수 있죠. 학생들에게 있어 진로는 인생의 방향을 결정하는 중요한 일입니다. 한의사를 꿈꾸는 여러분께 꿈으로 향하는 맥을 짚어 드리고 싶습니다.

윤소정

목차

서문_한의사, 그리고 한의학이 궁금한 학생들에게 4

1. 한의사가 되고 싶어요

1) 한의사가 되기 위해 청소년기에 어떤 것들을 미리 준비하면 좋을까요? 12

2) 한의사가 되기 위해서는 (고등학교 때) 이과가 유리한가요? 14

3) 한의대에 가려면 성적이 어느 정도 되어야 하나요? 16

4) 어떤 성향을 가진 사람이 한의사 직업에 잘 맞을까요? 18

5) 한의사가 되려면 어떤 자질과 능력이 필요한가요? 20

6) 한의사로서 일을 할 때 외국어 언어능력이 좋으면 도움이 되나요? 24

7) 한의사 직업을 체험할 수 있는 방법이 있나요? 26

8) 한의대에서는 어떤 수업을 듣고 어떤 과목을 배우나요? 30

9) 정규 교육과정 외에 한의대 학생들이 하는 모임이나 활동은 어떤 것이 있나요? 34

10) 한의사가 되려면 어떤 자격 요건이 필요한가요? 36

11) 한의사 면허 시험은 언제, 어떻게 하나요? 40

2. 한의사가 궁금해요

1) 한의사란 직업은 어떤 건가요? 44

2) 한의사 전문의에 대해 좀 더 자세히 알고 싶어요 48

3) 한의사의 직업 만족도는 어느 정도 되나요? 58

4) 한의사의 수입은 얼마나 되나요? 62

5) 한의대를 졸업한 후 진로는 무엇이 있나요? 68

6) 여자 한의사도 많은가요? 78

7) 한의대를 다니는 남학생들은 군대를 어떻게 가나요? 82

8) 공중보건의사, 군의관 제도에 대해서 더 자세히 알고 싶어요 84

9) 해외에서도 한의사로 일을 할 수가 있나요? 88

10) 해외에서 일할 수 있는 다른 길이 있나요? 94

3. 한의학의 과거, 현재 그리고 미래

   1) 한의학의 치료법은 무엇이 있나요? 100

   2) 한의학 치료의 장점은 무엇인가요? 108

   3) 한의사는 어느 시대에 생긴 직업인가요? 116

   4) 한의사와 침구사는 무엇이 다른가요? 118

   5) 한약사, 한약업사는 무엇인가요? 120

   6) 한의사와 중의사는 무엇이 다른가요? 122

   7) 한의사, 그리고 한의학의 미래는 어떤가요? 126

4. 나의 진로, 직업 이야기

   1) 한의사에 대한 무지, 오해 134

   2) 한의학을 선택한 계기 136

   3) 한의대 생활, 한의학 공부 139

   4) 처음 침을 놓았을 때, 처음 한약을 처방했을 때 142

   5) 한의학 강의를 처음 했을 때 145

   6) 한의학 책을 처음으로 냈을 때 148

   7) 앞으로 이루고 싶은 꿈 150

5. 재미있게 한의학 맛보기

   1) 드라마 속 한의사 154

   2) 소설 속 한의사 159

   3) 추천하고 싶은 책 167

   4) 한의학 관련 동영상, 다큐멘터리 171

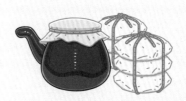

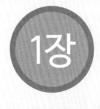

1장

한의사가 되고 싶어요

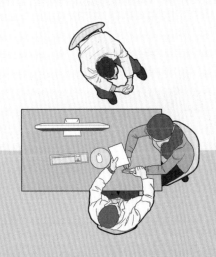

Q

한의사가 되기 위해
청소년기에
어떤 것들을 미리
준비하면 좋을까요?

1

A 한의사가 되기 위해서는 한의학 대학 입학이 필수이기 때문에, 학교생활기록부와 내신 관리 그리고 수학능력시험을 기본으로 잘 준비해야겠죠.

일반적으로 한의대에 입학하기에는 문과보다 이과가 유리하다고 하는데요. 학교에 따라 다르지만, 대부분의 한의대에서 이과 학생의 모집 비율이 높습니다. 매년 상황이 다를 수 있으니, 미리 정보를 찾아보는 것도 좋을 거예요. 문과의 경우도 수시 모집으로 지원 가능한 대학이 있고, 정시로 갈 수 있는 대학이 있기 때문에 그에 맞는 대비가 필요합니다.

한문에 친숙해지는 것도 깊이 있는 한의학 공부를 할 수 있는데
도움이 됩니다. 하지만 입학한 이후에도 충분히 공부할 수 있는
기회가 많기 때문에 너무 부담을 가질 필요는 없어요.

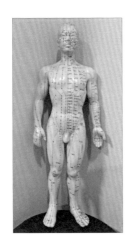

동인
: 인체의 경락과 경혈이 표시된 전신 인형.
: 예전에는 청동(구리)으로 만들었기 때문에
  동인이라는 이름이 붙여졌다.

한의사가 되기 위해서는 (고등학교 때) 이과가 유리한가요?

Q 2

A 한의학 대학 입시를 먼저 살펴보겠습니다.

의학 계열은 일반적으로 이과 출신의 학생을 위주로 선발하죠.

한의대도 인문계보다는 자연계 학생을 더 많이 모집합니다.

한의대 중 문과 출신의 학생은 뽑지 않는 곳도 있고, 문과와 이과

모두를 뽑는 학교라도 보통 이과 학생의 수가 더 많아요.

하지만 다른 의학계열의 대학에 비해서 한의대는 상대적으로

문과 학생의 수가 많은 편입니다.

한의대에 들어오면 생물, 화학을 바탕으로 한 자연과학 과목을

많이 배웁니다. 인체의 생리와 병리를 배우는데 있어서 기초가

되기 때문이죠. 그래서 문과 출신 학생들이 특히 예과 1, 2학년

에 이런 공부를 할 때 조금 힘들어하기도 해요. 하지만 동기들과

스터디 모임을 갖고 함께 공부해나가면, 본과에 들어와서는 이과 출신 학생들 못지않게 잘 적응해 나간답니다. 한의대 내에서는 크고 작은 공부 모임이 많은데, 때로는 선배가 때로는 동기들 중에 특정 과목에 자신 있는 친구들이 앞장서서 어려워하는 친구들을 도와주고는 합니다.

학교에 따라 차이는 있지만 한의대 과목 중에는 논어, 주역 같은 고전이나 동양철학이 있습니다. 옛 한의서(예를 들어, 동의보감)나 현대 중의학을 참고하여 공부할 수 있는 능력을 키우기 위해 한자와 중국어도 배우죠. 또한 의학용어 중에는 영어로 된 것이 많기 때문에 의학에 관련된 영어 공부도 필수입니다. 이렇게 문과 출신 학생들에게 상대적으로 유리한 과목도 많기 때문에 무조건 이과가 유리하다고 볼 수는 없어요.

한의대에 가려면 성적이 어느 정도 되어야 하나요?

Q3

A 매년 조금씩 다르긴 하지만, 일반적으로 성적이 좋아야 합니다. 드라마 〈허준〉의 인기에 힘입어서인지, 한의학에 대한 관심이 유독 높아졌던 2000년대 초반에는 한의대에 들어갈 수 있는 성적이면 어느 대학, 어느 전공이라도 못갈 곳이 없다고 할 정도였죠.

2021년 한의대 대입전형을 기준으로 할 때, 수시로 약 60%, 정시로 약 40%의 학생을 선발하는데요. 수시의 경우, 대학에 따라 학생부 교과전형으로만 혹은 학생부 종합전형으로만 뽑는 학교도 소수 있습니다. 하지만 전체 한의대를 놓고 보자면, 학생부 교과와 학생부 종합으로 뽑힌 학생의 숫자는 비슷하고, 논술전형을 실시하는 학교도 있어요. 대부분의 학교에서 수능 최저기준을 적용하지만, 학생부 종합전형 실시 대학 중에는 적용하지 않은 학교도 있습니다. 정시를 기준으로 했을 때, 한의대의 합격선은 상위 1~3% 이내 정도라고 하네요.

요즘은 대학별로 환산 점수를 계산하는 방법이 달라, 단순히 수능 점수만으로는 한의대 입학이 가능한지 판단하기가 어렵죠. 백분위나 표준점수, 영역별 가중치 등 다양한 요인을 반영하기 때문에 여러 기관에서 나온 배치표를 비교해서 참고하는 것이 도움이 될 거예요. 해마다 대학 입시요강이 변화할 수 있기 때문에, 각 대학별로 운영하는 입학안내 홈페이지를 직접 살펴보는 것도 좋은 방법입니다.

한의과대학	설립년도	부속병원
경희대	1947	경희대학교 한방병원, 강동경희대학교 한방병원
원광대	1972	원광대학교 익산/전주/광주 한방병원 원광대학교 장흥통합의료 병원
동국대	1979	동국대학교 일산/분당 한방병원
대구 한의대	1980	대구한의대학교 부속 대구/포항 한방병원
대전대	1981	대전대학교 천안/청주/(대전)둔산/서울 한방병원
동신대	1987	동신대학교 광주/목포/나주 한방병원 (서울) 목동 동신한방병원
동의대	1987	동의대학교 부속 한방병원
우석대	1988	우석대학교 부속 전주 한방병원
가천대	1989	가천대학교 부속 길한방병원
세명대	1992	세명대학교 제천/충주 한방병원
상지대	1988	상지대학교 부속 한방병원
부산대	2008	부산대학교 부속 한방병원

Q

어떤 성향을
가진 사람이
한의사 직업에
잘 맞을까요?

4

A 딱 떨어지는 것을 좋아하는 이과 성향을 가진 학생들은
비교적 자연과학에 대한 믿음과 관심이 많죠. 이런 친구들은 사람
의 몸에서 일어나는 정상적인 생물학적, 화학적 반응과 병이 걸렸
을 때 이것이 어떻게 달라지는지 이해하기가 쉽습니다. 반면 한의
학의 기본이 되는 이론과 체계는 현대의학과 구분되는 차이점이
있기 때문에 이런 점을 받아들이기 힘들어 할 수도 있어요. 이런
면에서는 오히려 문과 출신 학생들이 유리할 수도 있죠.

하지만 실제 한의학을 공부해 나가는 과정에 있어서 문과, 이과는
그리 중요하지 않아요. 각자의 기준과 가치관을 정립하고 자신에
게 맞는 분야를 찾아 실력 있는 한의사가 될 수 있어요. 역사적으
로 한의학에 여러 학파가 있었듯이, 현대의 한의사도 다양합니다.

현대의학과 접목시켜 과학적인 사실을 최우선으로 삼아 한의학을 적용시키는 한의사도 있고, 한의학의 기본 원리인 음양오행을 더욱 중시하는 한의사도 있죠. 꼭 무엇이 옳고 무엇이 그르다고 할 수 없어요. 현대의학은 날이 갈수록 발전하고 있고, 한의대에서도 이것을 충분히 배웁니다. 인체와 다양한 질병을 이해하기 위해 기본이 되는 지식이기 때문이죠. 하지만 한의학은 현대의학을 뛰어넘는 분명히 다른 점을 갖고 있어요. 옛 한의서를 바탕으로 한의학의 원리를 열심히 공부하는 한의사에게만 보이는 보석 같은 그 무엇 말이에요.

한편 현대의학과 과학의 눈으로 한의학을 분석하고 체계화하는 노력 역시 한의학을 보다 과학화하여 한의학 치료에 대한 믿음을 높이는데 중요한 일입니다.

그렇기 때문에 한의학을 대하는, 그리고 공부하는 방식은 생각보다 훨씬 다양하고 어떤 성향을 가진 학생에게만 유리하다고 할 수 없어요.

다만 열린 마음은 필요해요. '내가 이제까지 배우고 익혀왔던 지식만이 옳다'라는 편협한 눈을 가지고 있다면, 한의학을 있는 그대로 이해하고 받아들이기가 힘들 거예요. 물론 자기 자신에 대한 믿음을 갖고 자신만의 기준을 세우는 것은 필요하죠. 하지만 '나만 옳다'고 생각한다면 더 중요한 것을 놓칠 수 있습니다.

한의사가 되려면
어떤 자질과
능력이 필요한가요?

Q 5

A 한의사가 아니더라도 의료인이라면 갖춰야 할 역량으로 보통 '차가운 머리와 뜨거운 가슴'을 자주 이야기하고는 합니다.

먼저 차가운 머리부터 이야기해 볼게요.

환자가 자신이 느끼는 증상에 대해 말하는 것을 잘 듣고 그것을 바탕으로 진단을 하되, 그보다 더 많은 정보를 한의사 스스로 찾아내야 합니다. 환자가 진료실을 들어올 때의 걸음걸이와 자세, 환자의 안색을 살피는 것부터 시작해서 숨소리나 말할 때의 목소리가 어떤지 들어보고 맥을 보거나 아픈 곳도 찬찬히 관찰해야겠죠. 환자가 중요하다고 생각하는 정보와 의사로서 판단할 때 중요한 정보가 다를 때도 많아요. '가슴이 답답하고 두근거려서 심장에 문제가 있는 것이 아닐까요'라며 두려워하는 환자의 경우,

실제적으로는 소화기관이 약하고 체해서 꽉 막혔기 때문에 이런 증상이 나타날 수 있습니다. 즉, 진단에 필요한 적절한 질문을 하고 이를 바탕으로 보다 효과적인 치료법을 결정하고 적용시킬 수 있어야 합니다.

또한 내가 치료할 수 있는 환자인지 위급한 응급환자인지 판단할 수 있는 냉철한 판단도 할 수 있어야 하죠. 최선을 다해, 마음을 다해 환자를 치료하는 것은 기본이지만 의사로서 나의 능력을 냉정하게 들여다볼 수 있는 눈을 갖추는 것도 중요합니다. 세상 모든 환자를 내가 고칠 수는 없어요. 만약 그렇게 생각한다면 그것이 오히려 위험한 의사입니다. 이 환자에게 어떤 부분이 필요한지, 예를 들어 검사를 해야 하는지 수술이 필요한지 판단할 수 있어야 합니다.

한의사마다 잘하는 분야가 있어요. 이것은 여성 질환을 전문으로 하는지, 소아과에 특화되었는지 전공과목을 말하는 것뿐만이 아닙니다. 어떤 한의사는 침을 뛰어나게 잘 놓기도 하고 맥을 신기할 정도로 잘 보기도 합니다. 한약 처방을 잘 하는 한의사도 있고요. 물론 한의대 6년 정규과정을 마치고 국가고시를 합격한 한의사라면 기본적으로 갖춘 지식과 능력이 있죠. 하지만 조금 더 잘하는 분야가 있고, 상대적으로 부족한 부분이 있을 수 있어요. 부족한 부분은 채우고, 잘하는 분야는 특화해서 효과적인 치료법을 개발하려는 노력을 게을리해서는 안 됩니다.

뜨거운 가슴에 대해서는 의사들마다 의견이 갈리기도 해요. 정확한 진단과 치료가 중요하지, 환자에게 지나치게 감정을 이입하는 것은 오히려 도움이 되지 않는다는 것이죠. 친절하고 환자의 이야기를 잘 들어주는 것은 물론 중요합니다. 몸이 아프면 마음도 약해지기 마련이죠. 이런 환자들에게 불친절하고 권위적인 의사는 아무리 실력이 있더라도 환자에게 또 다른 상처를 줄 수 있어요. 환자의 아픔에 공감하고 얼마나 고통스러울지 헤아려주는 마음을 가져야 합니다.

한의사는 의사에 비해 더욱 이런 자세가 필요해요. 대부분의 병원에서는 허리가 아프면 허리를, 감기 환자면 감기 증상을 위주로 치료하지만 한의원에서는 불편한 주요 증상 뿐 아니라 환자의 전체적인 상태를 봅니다. 예를 들어, 여성의 경우 생리통이 심한 원인이 자궁의 문제가 아니라 배가 차서 혹은 화병과 스트레스 때문일 수도 있습니다. 또한 허리 통증으로 치료받고 있는 환자가 요즘은 스트레스가 심해 두통이 심하다던가, 어제 상한 음식을 먹고 체했다며 복통을 호소한다면 그것까지 함께 치료할 때가 많습니다. 그렇기 때문에 몸에 나타나는 증상과 함께 마음의 상태를 함께 살피고 환자와 충분히 이야기를 나눠야 해요.

그러나 뭐니 뭐니 해도 사람의 생명을 다루는 의사의 기본은 실력이겠죠. 실력이 뒷받침되어야 환자에게 의사로서 실질적인 도움을 줄 수 있습니다. 의사의 한 마디가 환자에게 큰 영향을 줄 수 있다는 사실을 명심하고, 끊임없이 노력해야 합니다. 한의사 면허증을 땄다고 끝이 아니라, 평생 공부해야 하는 직업이죠.

마지막으로 당연한 이야기지만, 체력과 경영 능력 또한 뒷받침되어야 합니다. 한의사는 다른 직업에 비해 육체적인 노동의 강도가 낮은 편이죠. 하지만, 환자를 대상으로 일하는 직업은 쉽지만은 않은 일입니다. 의사의 체력이 떨어지면 환자를 치료하는데 방해가 되겠죠. 스트레스를 관리하고 건강을 챙기는 것은 기본입니다.

의료법에 따르면, 현재 한의원을 개원할 수 있는 자격은 한의사에게만 주어집니다. 면허증이 없는 일반인이 병의원을 개원할 수 없어요. 처음부터 충분한 자금을 갖췄다면 다행이지만, 대부분의 경우 대출을 받아 개원을 하게 됩니다. 아무리 실력이 좋고 환자를 위하는 한의사라도 경영능력이 부족하면 한의원을 계속 운영해나갈 수가 없겠죠. 또한 한의원은 한의사 혼자 일하는 곳이 아니에요. 간호사 혹은 간호조무사를 포함한 직원들이 함께하는 공간이죠. 공부하는 것과 경영 및 관리 능력은 다를 때가 많아요. 실제로 공부만 열심히 하던 친구들이 개원을 했을 때 어려움을 겪는 경우가 종종 있습니다. 계속해서 환자를 치료하고 도움을 주는 한의사가 되고 싶다면, 한의원을 관리하는 최소한의 경영 능력은 필수입니다.

A 한의학을 공부할 때는 아무래도 한자로 쓰인 원서를 많이
보기 때문에 다른 언어보다 한자와 친숙한데요. 더욱 깊이 있는
한의학 공부를 위해서 한문을 잘 하는 것도 좋습니다.

예과 때 수업과목 중에 중국어도 있습니다. 본과 때는 중국으로
교환학생으로 가서 중의학을 공부할 수 있는 길도 있는데요. 보통
한 학기나 일 년 정도 가서 공부할 수 있어요. 중국에서는 동서통
합의학이 우리나라보다 발전했기 때문에 그런 방면에 관심이 있
는 학생들이라면 더욱 좋은 경험이 될 거예요.

해외에 자매결연을 맺은 학교와 국제적인 교류를 하거나 유학을
갈 수도 있습니다. 이는 각 한의과대학마다 다른 만큼 해외에서
공부할 계획을 가진 학생들이라면 입학 전에 미리 알아보는 것도

좋겠죠.

우리나라에서 한의사로 일할 때도 외국인 환자들이 한의원을 방문할 때가 종종 있는데요. 외국어에 뛰어난 한의사라면 그들의 불편한 증상을 이해하는데도 훨씬 도움이 되겠죠. 규모가 큰 한방병원에서는 아예 외국인 환자를 위한 진료를 따로 관리하는 국제 진료센터도 있습니다.

동아시아 뿐 아니라 세계적으로 점점 전통의학에 대한 관심이 높아지면서 국제적인 연구와 정책 과정에 참여하는 일을 할 수도 있습니다. 이렇게 국제적인 활동을 하고 싶다면 언어능력이 큰 도움이 될 거예요.

한의사 직업을
체험할 수 있는
방법이 있나요?

Q
7

A 요즘은 직업체험을 주최하는 다양한 기관이나 단체들이
많습니다. 각 지방자치단체에서도 이러한 진로직업체험지원센터
를 운영하는 경우가 많은데요. 저도 동대문진로직업체험지원센터
와락, 강서진로직업체험지원센터 드림로드, 내일그림 양천진로직
업체험지원센터 세 곳을 통해 학생들과의 만남을 가졌습니다.

직접 초중고교를 찾아가 학생들과 한의사 직업에 대한 이야기를
나누기도 했고, 한의원에 방문한 학생들과 한의원을 둘러보고 체
험할 수 있는 시간도 있었어요.
학교에 갔을 때는 두어 가지 한약재와 부항, 피부에 붙일 수 있
는 작은 침 등 한의원에서 사용하는 의료용품 몇몇 종류를 준비
해 가서 보여주었습니다. 한의대 생활과 한의사 직업을 소개하는

동영상 등의 자료를 바탕으로 학생들이 궁금한 점을 묻고 제가 대답하는 시간도 가졌지요.

한의원에서는 좀 더 많은 것을 공유할 수 있었어요. 진료실과 치료실을 직접 보여주고, 진료하는 과정에 대해서도 알려줄 수 있었습니다. 7~10cm에 이르는 길고 굵은 침부터 일반적으로 사용하는 3~4cm의 짧고 가는 침 등 다양한 종류의 침을 보기도 하고, 부항을 피부에 붙여보고 그 느낌을 경험해볼 수도 있어요. 뭉게구름 같은 쑥을 직접 뭉쳐서 만드는 뜸과 전기로 따뜻하게 하는 전자뜸을 체험할 수도 있습니다.

한방 연고인 자운고를 직접 만들기도 했습니다. 자운고란 밀랍, 호마유(참기름), 당귀, 자근, 돈지(돼지기름)로 구성된 연고인데요. 밀랍이란 벌집에서 추출한 누런 빛깔을 띠는 물질로 상온에서 굳는 성질이 있습니다. 양초를 떠올리시면 쉬울 거예요. 이러한 밀랍의 성질을 이용해서 약간은 딱딱하게 느껴지는 정도의 연고를 만드는데요. 밀랍이 정량보다 적게 들어가면 연고가 상온에서 굳어있지 않고 무른 형태로 물컹거릴 것입니다.

실제로 한의원에서 학생들과 실습하는 중에 있었던 일입니다. 잠시 환자의 진료를 위해 자리를 비운 동안 학생들이 자운고에 들어갈 재료를 모두 한데 섞어놓았는데, 연고를 다 만든 이후에도 더이상 딱딱하게 굳지 않더라고요. 그렇다고 물 같은 액체는 아니었지만, 손으로 만지면 푹 파일만큼 무른 상태였죠. 1개의 자운고를 만들기 위한 각각의 재료의 양을 알려주고, 5명이 실습할 경우 5를 곱한 최종 양을 함께 계산했기 때문에 또 다른 이유로 인한 것인지 고민이 되었습니다. 알고 보니 막상 재료를 섞을 때에 다른 재료는 모두 5배를 넣었는데 밀랍만 원래의 한 개 양만큼 넣었던 것을 뒤늦게 확인했어요. 다른 약재 특히 자운고의 효능을 결정하는 당귀와 자근이 5배로 정량 들어갔기 때문에 자운고의 효능이 크게 떨어지진 않았지만, 원래의 연고 굳기와 질감은 아니었죠.

밀랍은 피부 보호막을 형성하여 수분 손실을 막아주고 참기름은 진통, 해독작용이 있습니다. 돼지기름도 피부에 좋아 예로부터 자주 쓰였어요. 한약재 중 당귀는 특히 여성에게 좋아서 폭넓게 활용되고 있는데요. 피부를 진정시키고 보습, 재생 효과가 있어 한방 화장품 원료로도 여전히 많이 이용되고 있죠. 자근은 열을 내리고 염증, 살균 작용이 있어 뾰루지에도 좋은 약재입니다. 자초, 지치라고도 불립니다. 이 자근 때문에 자운고의 색깔이 붉은빛을 띠는 거예요. 자운고는 피부를 촉촉하게 하며, 여드름 · 알레르기 · 아토피를 비롯하여 살이 터지거나 칼에 베였을 때, 피부가 헐거나 부스럼이 생겼을 때 등 다양한 피부질환에 사용할 수 있습니다.

자운고를 만드는 재료 모두가 먹을 수 있는 무해한 것이기 때문에 어린 아이들에게도 걱정 없이 발라줄 수 있죠. 대부분의 연고는 눈 가까이 바르면 따갑다던가, 자극적이기 때문에 조심해야 할 경우가 많은데요. 자운고는 그런 우려가 없기 때문에, 머리부터 발끝에 이르기까지 대부분의 피부 질환에 활용할 수 있어요. 립밤 용기에 담으면 입술이 터졌을 때도 손에 묻히지 않고 편하게 바를 수 있어서 학생들과 직접 만든 자운고를 발라보기도 했죠.

이러한 한방 연고를 만들어보면서 한약재를 직접 보고 만지고 냄새도 맡아볼 수 있는 기회가 됩니다. 이런 경험을 통해, 한의학에 좀 더 친숙하게 다가가고 평소 가졌던 궁금증을 해결할 수도 있었으면 하는 바람입니다.

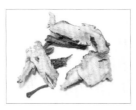
당귀

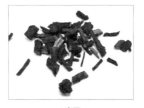
자근

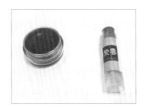
자운고

한의대에서는
어떤 수업을 듣고
어떤 과목을 배우나요?

Q8

A 일단, 한의사 면허를 취득하기 위한 국가시험을 살펴보면 11과목이 있어요.

그중 한방 생리학, 침구학, 본초학(한약재에 관한 학문)은 기초가 되는 과목입니다.

전공 분야에 따라 내과학, 외과학, 신경정신과학, 안이비인후과학, 부인과학, 소아과학으로 나눌 수 있고요.

보건의약관계법규는 한의원 운영을 할 때 필수적으로 알아야 하며, 의료인이라면 꼭 알고 있어야 할 의료법 등의 법률을 배우는 과목이죠.

예방의학은 갈수록 중요해지는 분야인데요. 인간의 수명이 늘어남에 따라 병에 걸린 후 치료하는 것을 넘어서 미리 병을 예방

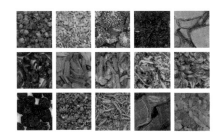

하고 건강을 유지하기 위해 필요한 학문이죠.

예과 2년 동안에는 다른 학과와 마찬가지로 교양 과목을 포함하여, 본격적인 한의학 공부에 앞서 기초를 쌓을 수 있는 과목을 공부합니다.

그중 한의학의 기본이 되는 지식을 배우는 '한의학 개론' 수업은 많은 학생들에게 어렵고도 흥미로운 과목인데요. 학교마다 차이가 있지만, 이 수업에서 많이 사용하는 《한의학 총강》 책은 전국의 11개 한의학 대학 교수님들이 함께 만든 한의학 입문서입니다. 한의학 기초를 튼튼히 하는데 도움을 주는 모든 지식을 한 권에 담았다고도 할 수 있어요. 그래서 한의대 재학시절 내내, 혹은 졸업을 한 이후에도 두고두고 이 책을 찾아보는 한의사들도 꽤 많다고 합니다. 이 과목에서 다루는 음양오행은 대부분의 학생들이 이제까지 접해보지 못한 미지의 영역일 거예요. 많은 학생들이 한의대 입학 전까지는 아무래도 양방의학과 과학 지식에 익숙해져 있죠. 그래서 동양철학에 바탕을 둔 음양오행의 개념은 때론 혼란스럽게 다가올 수 있습니다. 하지만 좀 더 마음의 문을 열고 공부해보세요. 분명 새로운 세계가 펼쳐질 거예요.

본과 4년의 기간에는 본초학, 경혈학(경혈, 경락에 관한 학문), 방제학(한약 처방에 관한 학문)을 비롯하여 한의학에 대해 보다 깊이 있게 배웁니다. 특히 본과 3, 4학년 때는 대학 부속 한방병원에서 각 과 교수님들이 진료하는 모습을 보고 배우는 실습과정을 거칩니다. 이제까지 공부한 지식을 바탕으로 실제 어떻게 임상에 적용되는지 알 수 있는 시간이죠.

해부학 과목은 학교에 따라 예과 때 하기도 하고, 본과에 올라와서 배우기도 합니다. 인체에 대해 직접 보고 느끼며 공부할 수 있는 기회니 만큼 경건한 마음가짐을 갖고 매시간 최선을 다하는 게 중요해요.

한의학 대학에서의 수업은 한의학과 양방의학에 대한 과목이 고루 섞여있어요. 한의사가 되었을 때 한의학적인 진단과 치료도 중요하지만, 환자들이 양방 병의원에서 진단받은 내용을 이야기할 경우가 많기 때문에 양방의학에 대해서도 함께 공부해야 하죠. 반대로 환자에게 현재 상태와 증상을 상담할 때도 마찬가지입니다. 양방의학의 병명과 지식에 익숙해져 있는 사람들에게 한의학적인 원리와 용어만으로는 설명이 부족할 수 있어요. 그렇기 때문에 한의학 대학에서는 방사선학을 비롯하여 약리학, 양방 병리학, 양방 생리학 등 다양한 양방의학 과목을 배웁니다.

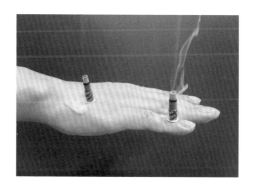

**정규 교육과정 외에
한의대 학생들이 하는
모임이나 활동은
어떤 것들이 있나요?**

Q
9

A 대부분의 한의대생들은 다양한 과외 활동을 하는데요.

일단, 한의대 안에만 해도 여러 종류의 모임이 있습니다. 향우회,
종교, 취미, 운동 모임 등 그 종류도 많습니다.

한의학 관련해서는 주로 공부를 위한 모임, 봉사활동 모임이 있
어요.

수업 시간에 배우는 것만으로는 갈증을 느끼는 학생들이 모여 한
의학 의서(예를 들어, 동의보감)에 대해 공부하기도 하고, 경혈학
시간에 배운 혈자리에 서로 침을 놓아가며 실습해보기도 하죠.
산으로 들로 다니며 한약재의 기원이 되는 식물을 직접 찾아보기
도 합니다. 수업 시간에 공부하는 한약재는 주로 말리고 잘라놓
은 형태일 때가 많아요. 살아있는 식물을 보며 우리가 사용하는

한약재가 원래 어떻게 생겼는지, 어떤 환경에서 자라는지 살펴보는 것도 좋은 공부가 되죠. 의료봉사 모임은 주로 방학을 이용하여 상대적으로 의료시설이 부족한 지역에 갈 때가 많아요. 학기 중에는 일주일에 한 번, 혹은 한 달에 한 번씩 정기적으로 모임을 갖고 의료봉사를 합니다.

한의대생들은 하루 종일 같은 교실에서 동기들과 함께 수업을 듣는 경우가 많아요. 여러 모임이 있다 해도 한의대생들로만 이루어진 것이 많죠. 이런 것이 조금 답답하고 새로운 사람들을 만나고 싶어 하는 친구들은 다른 한의대 학생들과 함께 모이는 연합동아리에 가입하기도 합니다. 같은 학교 한의대 내의 모임만큼 자주 만남을 가질 수는 없지만, 우리 학교가 아닌 다른 한의대 친구들과 만나는 모임은 좀 더 신선하고 새로운 세계를 접할 수 있는 기회이기도 하죠.

같은 학교 안에서도 타 전공 학생들과 함께 하는 중앙 동아리에 드는 학생들도 있어요. 학과의 특성상 전공 수업과 공부에 할애하는 시간이 많고, 그러다보니 대학을 졸업할 때까지 한의대생 외에는 친구 한 명 사귀기 어려울 때도 많아요. 보다 많은 사람들과 만나고 싶다면, 한의학이 아닌 다른 공부를 하는 친구들과 모임을 갖는 것도 소중한 경험이 될 거예요.

한의사가 되려면
어떤 자격 요건이
필요한가요?

Q 10

A한의사란 국내 한의학 대학 또는 한의학 전문대학원을
졸업한 후 한국보건의료인국가시험원(국시원)에서 시행하는 한
의사 시험에 합격하고, 보건복지부 장관의 면허를 받은 사람을
말합니다.

이때 면허증과 자격증은 구분되는데요.

우리가 잘 아는 면허증으로 대표적인 것이 운전면허증이 있죠. 면
허가 없는 사람이 운전을 하면 불법입니다. 한의사도 마찬가지입
니다. 면허 없이 한의사 일을 하고, 한의원을 개원하는 것은 법적
으로 위배되는 일입니다. 반면 자격증은 그렇지 않아요. 예를 들
어, 조리사 자격증이 없어도 요리하는 일을 할 수 있고 식당을
운영할 수도 있습니다.

의료법 상에는 보건복지부 장관이 인정하는 외국의 학교를 졸업, 외국의 한의사 면허를 받고 한의사 예비시험에 합격한 사람 중 국시원에서 시행하는 한의사 시험에 합격하여 보건복지부 장관의 면허를 받은 사람도 포함하고 있습니다. 하지만 실제적으로는 현재까지 해외에 보건복지부 장관이 인정한 한의대는 없습니다.

보건복지부 장관이 인정한 외국 대학은 미리 정해진 것이 아니라, 외국대학 인정심사를 거쳐 심사 결과에서 인정된 대학이 법률에서 규정한 보건복지부 장관이 인정한 외국의 대학이 되는 것인데요. 각 개인이 외국대학 인정심사 신청을 하게 되면 그 신청 건에 대해서 심의하고 그 결과(인정 또는 불인정)를 개인에게 통보하며, 이 과정은 비공개로 진행됩니다.

전국에 있는 11개 한의학 대학은 예과(한의예과) 2년, 본과(한의학과) 4년의 6년제 교육과정을 채택하고 있습니다. 의대와 비슷하죠.

한의학 전문대학원은 부산대학교에 1개가 있는데, 학부 3년과 대학원(한의전) 4년 과정이 있습니다. 부산대학교에 학부 과정으로 입학할 경우, 총 7년의 학석사 통합과정을 거친 후 한의사 면허시험을 볼 자격이 주어집니다.

반면 다른 대학을 졸업 후, 한의전에 입학하면 4년 과정을 거친 후 한의사 면허 시험을 볼 수 있습니다. 한의전에 입학하려면 4년제 학사 학위와 공식기관의 국어, 영어, 한문 성적 및 KEET(한의학교육입문검사) 성적이 필요합니다. KEET가 실시되지 않을 때는 MDEET(의·치의학교육입문검사) 성적으로 대체합니다. 대학 학사 학위는 전공과 무관하지만, 전 학년 평점평균은 100점 만점을 기준으로 할 때 80점(일반적으로 B) 이상이어야 하죠. 한의전의 체계 역시 의학전문대학원(의전원)과 비슷해요.

대부분의 경우 한의학 대학을 다닐 때에는, 일정 평점 평균(일반적으로 70점, C0) 이상의 성적을 받아야 다음 학년으로 올라갈 수 있습니다. 또한 전공과목(보통 전공 필수과목)에서 하나라도 과락(F학점)이 있으면 진급이 안 됩니다. 예를 들어 예과 2학년 학생 A가 2학기 때 평점 평균 69점을 받았다면, 평락(평점 평균 70점 미만)이에요. 유급을 받아 다시 예과 2학년 2학기 과정을 수강해야 하죠. 본과 1학년 학생 B가 1학기 때 전 과목이 A+인 우수한 성적이더라도 단 한 과목에서 F를 받으면, 본과 1학년 1학기 과정을 다시 통과할 때까지 졸업할 수 없어요. F를 받은 한 과목 뿐 아니라, 본과 1학년 1학기 전 과목을 재수강해야 합니다. 다른 동기들에 비해 졸업도 1년 늦춰지게 되는 것이죠. 이는 의대와는 비슷하지만, 일반 대학과는 다른 차이점인데요.

대학에 따라 다르지만, 의학계 계열 대학이 아닌 곳은 과락이 있을 경우 보통 F학점이 나온 그 과목만 재수강하면 될 경우가 많아요. 이럴 경우, 졸업 일정과는 크게 상관이 없겠죠. 한의대마다 평락의 기준점수가 다르고, 유급 제도도 조금씩 차이는 있지만 사람의 생명을 다루는 만큼 의학계 계열 대학의 성적관리가 조금 더 엄격한 편입니다.

일부 한의학 대학의 경우, 편입도 할 수 있습니다. 다만 대학에 따라 의학 계열 출신만 지원이 가능한 곳도, 자연계열과 의학계열만 가능한 곳도 있어요. 일반적으로 공인 영어성적과 대학 성적이 필요합니다. 생물과 화학, 한문 시험을 보기도 하고요. 학사학위가 없을 경우, 학점은행제를 활용할 수도 있습니다. 이에 관해서는 국가평생교육진흥원 학점은행(www.cb.or.kr) 홈페이지를 참고하시면 좋을 거예요.

마지막으로 한의사 국가시험을 응시하는데 있어 자격요건이 있습니다. 정신질환자, 마약·대마 또는 향정신성의약품 중독자나 금치산자[1], 한정치산자를 비롯하여 특정 의료법 또는 형법을 위반한 사람의 경우 시험을 응시할 수 없어요.

---

1) 금치산자: 심신 상실의 상태에 있어 자기 재산의 관리·처분을 금지하는 선고를 받은 사람

한의사 면허 시험은 언제, 어떻게 하나요?

Q 11

A 제 75회 한의사 국가시험의 경우, 2020년 1월 15일에 시행되었습니다. 결시자 수 5명을 제외한 응시자 수는 총 770명이었어요. 4교시에 걸쳐 11과목의 시험이 치러졌는데, 총 340문제이고 문제당 배점은 1점이었습니다.

오전 1, 2교시에는 내과학(112) 침구학(48) 보건의약관계법규(20)를 오후 3, 4교시에는 외과학(16) 신경정신과학(16) 안이비인후과학(16) 부인과학(32) 소아과학(24) 예방의학(24) 한방생리학(16) 본초학(16) 과목을 각각 시행합니다. 괄호안의 숫자는 문제 수이자 과목별 점수이죠.

전 과목 총점의 60퍼센트 이상이어야 합격이며, 총점 합격기준은

204점(340＊0.6)입니다. 동시에 매 과목은 40퍼센트 이상의 조건을 만족해야 합니다. 한 과목의 점수를 100점 만점을 기준으로 했을 때, 40점 미만이면 과락이 되는 거죠. 예를 들어, 다른 과목 성적이 높더라도 20점 만점인 '보건의약관계법규'의 경우 8점 미만(20＊0.4)의 점수를 받게 되면 한의사 시험에서 불합격하여 면허를 받을 수 없습니다. 한의과 대학의 평락, 과락과 비슷하죠?

단, 매 과목 40퍼센트 이상의 득점 여부는 부인과학 · 소아과학을 1개 과목으로, 외과학 · 안이비인후과학 · 신경정신과학을 1개 과목으로, 본초학 · 한방 생리학 · 예방의학을 1개 과목으로 하여 결정합니다. 부인과학과 소아과학을 예로 들어볼까요? 부인과학은 32점, 소아과학은 24점으로 두 과목의 총점은 56점입니다. 이 두 과목의 합산 점수가 22.4점 미만이 되면(56＊0.4) 과락이 되는 것이죠.

제 75회 한의사 국가시험에서는 25명이 평락(총점 204점 미만), 그리고 과락이 1명이 나와 26명이 불합격했어요.

최근 5년간 합격률을 살펴보면, 약 95%정도입니다.

이는 매년 치러지는 시험에 따라 조금씩 달라질 수 있으니, 한국보건의료인국가시험원(www.kuksiwon.or.kr) 홈페이지를 참고해보세요. 응시자격과 시험 시간표를 포함한 정보를 얻을 수 있습니다.

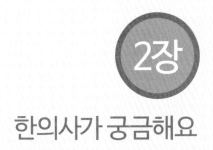

2장

한의사가 궁금해요

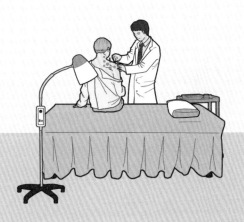

한의사란 직업은
어떤 건가요?

Q 1

A 한의사는 한의학 의료 행위를 할 수 있는 사람입니다. 그저 한의학을 공부했다거나 잘 안다고 해서 의료 행위를 할 수는 없겠죠. 한의사 국가고시에 합격한 후 보건복지부 장관의 면허를 받아, 법적 자격을 가져야 합니다.

한의사는 의료법에 명시된 의료인 중 하나로, 의료인은 한의사 외에도 의사와 치과의사, 간호사, 조산사가 있습니다. 조산사란 해산을 돕거나 임산부, 신생아를 돌보는 일을 하는 사람을 뜻합니다. 조산사 면허를 받기 위한 국가시험에 응시하기 위해서는 간호사로서 조산 수습 과정을 마친 자격을 갖추어야 하죠.

의료법에 따르면, 의료인은 국민보건 향상을 이루고 국민의

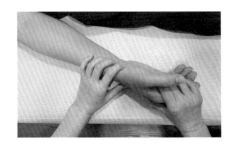

건강한 생활 확보에 이바지할 사명을 가지며 이 중 한의사는 한방 의료와 한방 보건지도를 임무로 한다고 적혀 있습니다.

한의학 의료 행위란, 침을 비롯하여 뜸, 부항, 물리치료 등의 방법을 통해 질병을 치료하고 예방하는 것을 말합니다. 환자의 증상과 상태에 따라서 한약재를 처방해서 한약을 만들 수도 있지요.

통계청에서 제공하는 국가통계지표에 따르면, 2018년 기준 한의사의 수는 2만 명이 조금 넘습니다. 다른 의료인의 숫자와 비교하자면, 의사는 10만 2천 명, 치과의사는 2만 5천 명이 넘고, 간호사는 20만 명에 조금 못 미칩니다.

매년 11개 한의과 대학과 1개의 한의학 전문대학원에서 700~800 명 정도의 신규 한의사가 배출되고 있습니다.

한의사도 의사와 마찬가지로 전공의와 전문의가 있습니다. 전공의는 수련병원에서 전문의 자격을 취득하기 위하여 수련을 받는 의사로 보통 인턴, 레지던트라고 부르죠.[2]

한방 전공의는 일반수련의 1년과 전문수련의 3년 과정으로 나뉩니다. 일반수련의는 한의사 면허를 취득한 사람으로, 수련한방병원에서 전공과목이 정해지지 않은 채 임상 각 과목의 실기를 수련하는 한의사입니다. 인턴이라 부릅니다.

전문수련의는 일반수련의 과정을 마친 후, 수련한방병원에 소속되어 전문과목 중 한 과목을 택하여 전문적으로 수련하는 한의사입니다. 레지던트라고 하죠. 레지던트 과정에 들어가면 전문과의 주치의가 되어 외래 환자와 병동 입원 환자의 관리를 담당합니다.

한의사 전문의는 한방 전공의 수련과정을 모두 마친 후 한의사전문의 시험에 합격해 전문의 자격을 받은 사람입니다.

---

2) 실제로는, 인턴을 수련의 그리고 전공의를 레지던트로 한정하기도 합니다.

전문과목으로는 침구과, 사상체질과를 비롯하여 (한방)내과, (한방)부인과, (한방)소아과, (한방)신경정신과, (한방)재활의학과, (한방)안·이비인후과·피부과가 있습니다.[3]

이 중 (한방)안·이비인후과·피부과는 과거에는 '외관과'라고 했는데요. 눈을 뜻하는 '안', 귀를 뜻하는 '이', 코를 뜻하는 '비', 목구멍을 뜻하는 '인후' 등의 기관과 피부 질환을 다룹니다.

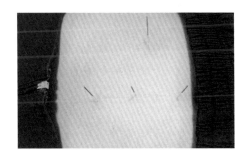

---

3) 정식 명칭은 내과가 아닌 한방내과가 맞지만, 한방이라는 단어가 반복되어 편의상 괄호로 표시했습니다.

Q
한의사 전문의에
대해 좀 더 자세히
알고 싶어요.

2

A 한의사 전문의 제도가 도입된 것은 1999년입니다. 1994년 의료법 개정(제55조)을 통해 한의사 전문의 제도를 시행할 수 있는 기반을 마련했으나, 실제적으로 시행된 것은 그로부터 5년이 지난 후였습니다. 역사가 그리 길지는 않아요.

보건복지부는 한의학의 세계화에 대비하고 한의학을 경쟁력 있는 치료의학으로 육성하기 위하여 질병별, 분야별로 치료 영역을 전문화·특성화하는 한의사 전문의제도를 시행했다고 그 배경을 밝혔는데요.

한의학 전문의 제도가 비교적 최근에 이루어진 것은 한의학의 특성 때문입니다. 작은 병을 진단, 치료할 때도 그 병을 가진 사람의 전반적인 상태, 체질 등을 함께 살피는 것이 한의학이 양방의학과 구별되는 차이점인데요. 이런 관점에서 볼 때 임상분야를 세분화하는 것이 진료를 하는데 있어 효율적일지, 의미가 있을지에 대한 의문이 들었던 것이죠. 그 때문에 현재도 전문의 비율이 의사에 비해 낮은 편인데요. 전체 한의사 중 약 14%가 전문의 자격을 가지고 있습니다.

한의 전문의 전문과목은 총 8개가 있고, 이 중 한방내과는 다시 오장을 기준으로 5개의 세부 전문과목으로 나뉩니다. 이제 각 전문과목이 다루는 질환의 범위에 대해 하나씩 살펴보겠습니다.

한방부인과는 여성의 해부, 생리, 병리 등의 특수성을 바탕으로 여성 특유의 질병과 치료를 담당합니다.

한의학에는 "한 명의 여성을 치료하는 것은 열 명의 남성을 치료하는 것보다 어렵다."는 말이 있습니다. 이는 여성 질환이 그만큼 복잡하기 때문입니다. 여성만이 아이를 낳을 수 있죠, 남성에 비해 호르몬의 변화도 다양하고요.

이처럼 복잡하고 다양한 여성의 특성을 기반으로 한 월경병, 유방병, 여성 생식기(자궁, 난소 등) 종양, 갱년기 증후군, 폐경 후 증후군 등의 질환을 연구합니다. 아이를 낳기 전후인 산전관리와 산후

질환도 다루죠.

이때 월경병은 월경의 주기가 길어지거나 짧아지는 것, 월경량이 지나치게 많거나 석어지는 깃, 생리통 같은 월경과 관련된 다양한 질환을 포함합니다. 유방병에도 유선염, 유방 석회화, 유방암 등의 여러 가지 질환이 있죠.

한방소아과는 청소년기까지 아이들의 여러 가지 질환을 치료합니다. 감기를 비롯하여 중이염, 기관지염 및 알레르기 질환, 소화기계 질환이 많은데요. 알레르기 질환으로는 아토피 피부염, 두드러기, 식품 알레르기, 비염, 천식 등이 있고 소화기계 질환은 구토, 설사, 위염, 장염 등이 있습니다. 저신장, 성조숙증 등 성장과 관련된 연구도 활발히 하고 있죠.

어릴 때 몸을 튼튼하게 갖춰 놓으면, 성인이 되어서도 건강을 유지하기가 한결 쉽습니다. 그런 측면에서 한방소아과에서는 보다 넓은 범위를 다루는데요. 특정 질병이 없더라도 식욕이 없어서 음식을 잘 먹지 않는다거나 팔다리에 기운이 없어 자꾸 눕고만 싶어 하는 등 아이들에게 나타나는 다양한 증상을 살피고 그 원인을 찾습니다. 그 아이에게 있어 약한 부분은 어딘지 알고, 전체적으로 균형과 조화를 맞추어 더욱 건강하게 자랄 수 있도록 도와주죠.

동의보감에서도 따로 부인과 소아를 구분하여 그들의 질환에 대해서 깊이 있게 설명합니다.

이처럼 한의학에서는 여성과 아이들의 특성을 알고 이에 맞추어 좀 더 효과적으로 치료할 수 있는 방법을 예로부터 연구해 왔습니다.

침구과와 사상체질과는 한의학에만 있는 전문과목입니다.

이 중 사상체질의학은 동무 이제마 선생이 1894년에 〈동의수세보원〉을 쓰면서 창시된 우리 민족 고유의 전통의학입니다. 사람을 태양인, 소양인, 태음인, 소음인의 네 가지 유형으로 나누어 그들의 특징에 따라 질병의 치료 및 건강법을 제시했습니다.

사상체질의학에서 중요한 것은 사람의 성정, 즉 타고난 성품과 감정을 의학과 연결시킨 점인데요. 만병의 근원이 스트레스라는 말이 있듯이, 육체와 정신은 떼려야 뗄 수 없는 관계이죠. 사람마다 타고난 체형과 건강 상태가 다르듯, 성격과 욕심도 다릅니다. 사상의학에서는 이러한 차이를 받아들이고 다른 사람과 비교하지 않으며 자신의 체질에 맞는 건강관리법을 찾아가는 길을 알려줍니다.

침구과는 그 이름으로 대략 추측할 수 있는데요. 한의학에서 치료할 때 사용하는 대표적인 도구인 침과 구(뜸)를 위주로 연구하는 분야입니다.

물론 내과, 부인과, 소아과, 신경정신과, 인·이비인후과·피부과 등 모든 전문 과목에서 침구를 사용합니다. 하지만 침구과에서는 특히 근골격계 질환을 중심으로 하여 통증과 마비에 대해 깊이 있게 연구하는데요. 눈이 감기지 않고 마비된 쪽의 입이 늘어져 음식을 먹을 때 흐르고 입이 비뚤어지는 증상이 나타나는 안면마비도 치료하죠.

뇌신경의 하나인 삼차신경의 이상으로 인한 삼차신경통, 대상포진으로 인한 신경통 같은 극심한 통증도 덜어줍니다. 추간판탈출증이나 척추관 협착증을 비롯하여, 어깨·팔꿈치·손목, 무릎·발목 등의 관절 질환도 치료하고요.
추간판 탈출증과 척추관 협착증은 요통(허리 통증)을 일으키는 대표적인 질환입니다.
추간판 탈출증은 흔히 디스크라고 불리는데 요추(허리뼈) 뿐 아니라 경추(목뼈)에도 생길 수 있습니다. 척추관 협착증은 척추 사이의 간격이 좁아짐으로 인해 다리로 가는 신경이 눌려 요통을 비롯한 여러 가지 증상이 나타나죠.

한방 재활의학과 역시 근골격계와 통증, 신경계 마비 질환을 다룹니다.

교통사고 및 운동으로 인한 부상의 회복을 위해 침, 뜸 뿐 아니라 부항, 약침, 한약, 추나요법 등 다양한 방법을 사용하는데요. 상해 후 재활치료에 대해서 좀 더 비중 있게 연구하고 있습니다.

한방내과는 좀 더 세분화하면 오장(간, 심, 비, 폐, 신)의 이름에 따라 간계내과, 심계내과, 비계내과, 폐계내과, 신계내과의 5개 분야로 나눌 수 있습니다.

간계내과는 간염, 지방간, 간경변증 같은 간과 담(쓸개) 관련된 질환을 치료하며, 한약 안전성에 대해서도 연구를 하고 있습니다. 한약 뿐 아니라 양약 그리고 건강기능식품까지도 간독성을 비롯한 부작용이 있을 수 있는데요. 특히 간질환을 가진 환자에게는 주의해서 투약 여부를 결정해야 하죠. 이런 측면에서 간계내과에서는 한약 복용 시 간에 미치는 영향에 대해서 연구하고, 조금 더 한약을 믿고 안전하게 복용할 수 있도록 입증하려는 노력을 계속하고 있습니다.

심계내과에서는 심장근육에 혈액 공급이 부족해져 생기는 허혈성 심질환 등 심장 관련 질환을 연구합니다. 고혈압, 동맥경화, 고지혈증(혈액 중에 지방량이 많아진 상태)을 비롯하여 뇌졸중, 파킨슨병도 치료하지요. 심장 뿐 아니라 혈액순환, 혈관 관련 문제를 전반적으로 다룹니다.

비계내과는 소화기계 관련 질환을 주로 연구합니다.

양방의학, 해부학에서 이야기하는 비장(지라)과 한의학에서 말하는 비장은 조금 달라요. 지라(spleen)는 림프계 기관으로, 혈액 속의 혈구 세포를 만들거나 제거하는 데 관여하는데 반해, 한의학에서 말하는 비장은 소화에서 중요한 역할을 담당합니다. '비위가 약하다'는 말을 일상생활에서 한 번쯤 들어봤을 거예요. 이때 비위란 비장과 위장을 뜻하며, 비장은 소화의 전반적인 과정에 관여하는 장부입니다.

비계내과는 이러한 비장, 즉 소화기관의 문제를 치료하는 분야입니다. 소화불량, 장 질환 등이죠.

폐계내과는 감기, 천식, 폐암 등 호흡기계 질환을 담당합니다.

신계내과는 신장 질환을 비롯하여 전립선 같은 남성 성기능 질환, 비뇨기계 질환 등을 연구, 치료합니다.

한방·안이비인후·피부과는 안과, 이비인후과, 피부과를 포함하여 안면 질환까지 연구하는 분야입니다.

얼굴이 마비되고 감각이 이상하거나, 경련이 올 때 안면 질환의 치료를 위해 이곳을 찾을 수 있죠.

안과 질환으로는 안구 건조, 안검하수(눈꺼풀 처짐), 안검경련(눈꺼풀 떨림), 결막염 및 백내장, 녹내장 등이 있고, 이비인후과

질환에는 중이염, 비염, 축농증을 비롯하여 이명(귀 울림) · 난청, 어지러움 같은 다양한 질병이 있습니다. 이때 이명이란 외부에서 소리 자극이 없는데도 귀 속이나 머리에서 소리가 들리는 증상을 말합니다. 난청이란 청각이 떨어지거나 상실된 상태로 쉽게 이야기하면 소리를 잘 듣지 못하는 것이죠.

피부과에서는 아토피, 알레르기 피부염, 두드러기, 여드름, 탈모 등 피부와 관련된 여러 질병을 치료합니다.

얼굴 혹은 피부의 특정 부분에 이상이 있을 때 일반적으로 그 부분에만 생긴 국소적인 문제라고 생각하기 쉽습니다. 하지만 몸의 다른 곳에 문제가 있는 것이 영향을 주기도 하고, 전반적인 몸의 컨디션이 떨어짐으로 인해서 이런 특정 부분에 문제로 나타날 수도 있는데요. 그런 측면에서 몸의 전체적인 균형과 조화를 중시하는 한의학 치료는 효과적입니다.

마지막으로 한방신경정신과는 화병, 우울증, 수면장애 등의 정신질환과 두통, 어지럼증, 치매 등의 신경계 질환을 치료합니다.

한의학에서는 예로부터 육체와 정신의 밀접한 관계에 대해 연구해왔습니다. 인간의 감정과 오장육부가 직접적으로 관계한다고 생각했지요. 분노는 간, 슬픔은 폐, 기쁨은 심장, 놀라거나 공포의 감정은 신장, 생각하고 걱정하는 마음은 비장과 연관되어 있습니다. 예를 들어, 생각이 깊고 걱정이 많은 사람은 비장이 약해져 소화기능이 떨어질 수 있어요. 반대로 간의 기운이 강하거나 약해 다른 오장과의 균형을 깨지면 자꾸 화가 나거나 오히려 두려움을 느끼기도 합니다.

이러한 이론을 바탕으로 정신질환을 그저 마음의 문제로 국한하지 않고, 육체적인 조화와 균형이 무너져서 생긴 병으로 간주하여 치료합니다. 양방의학에서 정신질환을 육체적인 질병으로 인한 것이라고 받아들인 지는 그리 오래되지 않았어요. 최근까지만 해도 정신질환을 성격이나 성향의 차이로 인한 개인의 문제 정도로 생각했었죠. 이는 한의학에서 오래 전부터 인간의 감정과 육체를 연결시켜 진단, 치료해 온 것과는 다릅니다.
한방신경정신과는 한의학 이론을 바탕으로 현대 정신의학, 심리학, 뇌과학을 접목하여 다양한 신경계, 정신과 질환을 연구하고 있습니다.

전문과목은 이처럼 8개로 나뉘지만, 한의학의 특성상 어떤 한의사 전문의라도 전체적인 몸 상태를 함께 살피고 진료할 때가 많습니다. 아픈 곳을 중점적으로 보되, 그곳이 아프게 된 원인이 다른 곳의 문제로 생길 수 있음을 고려하는 것이죠.

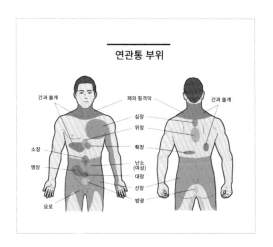

연관통
: 내장질환으로 인해 신체의 특정한 피부 부위에 느껴지는 통증.
: 예를 들어 협심증 같은 심장질환이 있을 때,
 왼쪽 어깨부터 팔에 통증을 느낄 수 있다.

**한의사의
직업 만족도는
어느 정도 되나요?**

Q
3

A 2019년 12월 기사를 하나 소개하고자 합니다.
한국직업능력개발원에서 실시한 '2017~2019년 직업지표 조사'인
데요. 현재 일하고 있는 재직자 스스로가 자신의 직업에 대해 평
가한 자료입니다.

그중 한의사를 비롯하여 의사, 약사(한약사), 수의사, 치과의사 등
의약 분야 재직자의 직업 만족도가 1위에서 6위까지의 높은 순위
를 차지했는데요. 이 밖에 간호사는 17위, 임상심리사는 20위로
상위 20위 내에 총 8개 직업이 의약 분야입니다.

한의사의 직업 평가는 7점 만점을 기준으로 했을 때 5.3점 정도
로, 그중에서도 1위였습니다. 이에 대해 한국직업능력개발원에서
는 '고령화 추세와 의료 · 바이오 기술의 발전으로 향후 의약분야

직업의 발전 가능성이 높게 전망되는 영향이라고 분석했습니다.

물론, 이러한 직업만족도 조사는 여러 기관에서 이루어지기 때문에, 어떤 시기에 어떻게 조사하느냐에 따라 순위가 변동되기도 합니다.

앞선 기사보다 조금 이른 시기에 이루어진 또 하나의 직업만족도 조사가 있었습니다.

2017년 한국고용정보원에서 발표한 것으로, 621개 직업에 종사하는 사람들을 대상으로 2016년 조사한 자료인데요. 이에 따르면, 한의사는 직업만족도 7위를 차지했습니다.
의사는 일반의는 21위, 전문의는 27위 순이었고, 약사는 39위, 치과의사는 54위, 수의사는 99위였습니다.
발전 가능성, 급여 만족도, 직업 지속성, 근무 조건, 사회적 평판, 수행직무 만족도 등 다양한 부분을 평가했는데요.

세부 영역별로 살펴보면, 한의사가 발전가능성에서는 6위, 직업 지속성에서 9위였습니다. 이 밖에 자신의 직업을 자녀에게 권유하고 싶다고 응답한 사회적 평판 부분에서는 8위에 올랐습니다.

기본적으로 직업은 생계수단입니다.

평균수명이 길어지고 있기 때문에, 요즘은 정년이 되고 퇴직을 하고 나서도 새로운 직업을 찾는 경우가 적지 않은데요. 평생 하나의 직업만 가지고는 생계를 유시하기가 점점 힘들어지는 것도 현실입니다.

직업 중에서는 나이가 들면 하기 어려운 일도 있죠.
체력적으로 힘들 수도 있고, 상대적으로 젊은 사람을 더욱 원하는 직군도 있습니다. 이런 면에서 한의사는 비교적 나이 들어서까지 할 수 있는 직업군에 속합니다. 나이가 곧 한의학 실력으로 연결되는 것은 아니지만, 오랜 기간 임상에서 환자들을 진료한 경력은 충분히 가치가 있습니다. 그렇기 때문에 한의사 본인이 원한다면 다른 직종에 비해 오랫동안 한의원을 운영할 수 있다는 장점이 있죠.

하지만 돈이 직업 선택의 전부일 수는 없어요.
내가 잘하는 일, 즐겁게 할 수 있는 일이면 더욱 좋겠죠. 거기에 더해 우리가 함께 살아가는 사회가 발전하는데 도움이 되는 일이면 자신의 일에 대한 자부심이 더 커질 것입니다. 물론 근무하는 환경과 조건, 사회적으로 어떤 평판을 받는지도 직업의 선택 기준이 됩니다.

직업에 대한 만족도는 사람마다 여러 가지 기준이 있겠죠.

이런 면면을 종합적으로 판단할 때, 한의사는 직업 만족도가 좋은 편입니다.

한의학이란 학문이 과연 믿을만한 건지, 한의사 직업의 미래가 괜찮을지에 대한 걱정으로 선뜻 한의대에 지망하기를 망설이는 학생들이 있을 거예요.
그런 친구들에게 무조건 한의학이란 대단한 학문이고, 한의사란 직업은 장밋빛 미래를 보장해준다고 장담할 수는 없습니다.
하지만 적어도 한의학을 직접 공부해보고 지금 현재 한의학 의료 행위를 하고 있는 한의사들이 직업에 대해 이만큼 만족을 한다는 것은 말해줄 수 있어요.

한의사의 수입은
얼마나 되나요?

Q
4

A 대부분의 직업이 그렇듯이, 한의사도 소득의 편차가 존재
합니다. 한 달 수입이 억대가 넘는 한의원이 있는 반면, 운영이 어
려워 폐업하는 한의원도 있어요.

하지만 한의사의 경우 전문직에 속하고, 수입이 건강보험과 연결
되어 있기 때문에 다른 사업이나 직업에 비해 안정성이 있는 편입
니다. 예를 들어 국민건강보험에 가입한 65세 미만의 환자를 진료
할 때, 환자 본인에게 약 1만원의 진료비를 받고 이에 더해 건강보
험심사평가원[4](심평원)에 청구한 금액을 받습니다. 이는 침과 부
항, 한방 물리요법 등 건강보험이 적용되는 일반적인 진료를 했을
경우로 한의원마다 금액은 차이가 있을 수 있습니다.

---

4) 건강보험심사평가원: 요양급여의 심사와 적정성 평가업무를 위해 정부의 기능을 직접 위탁받아 수행
하는 준정부기관. 국민이 낸 의료비가 제대로 쓰였는지 심사하고 국민이 받은 진료가 적정한지 평가한다.

음식점이라면 제공하는 음식값을, 도소매업이라면 파는 물건 값을 구매자에게서만 받는 것과는 조금 다른 체계입니다.

물론 건강보험의 범위를 벗어난 한약, 약침 등 다른 치료를 할 때는 심평원에 청구할 수 없어 환자에게서만 진료비를 받아야 하기 때문에 이때는 다른 사업과 마찬가지이죠.

조금 어려운가요?

쉽게 이야기하면 우리가 환자로 한의원이나 양방 병의원을 찾았을 때, 우리는 전체 치료비를 모두 지불하는 것이 아닙니다. 건강보험을 가입한 국민의 경우 치료비의 일부만 내고, 나머지는 국가에서 내주는 것이죠.

한의원을 포함하여 병의원을 방문했을 때 영수증(진료비 계산서)을 한번 살펴보시면 쉽게 알 수 있습니다.

진료비에는 급여와 비급여 항목이 있고, 급여에는 본인부담금과 공단부담금이 있어요.

이때 급여 항목은 건강보험이 적용되어 본인부담금만 환자가 지불하면 나머지 공단부담금은 나라에서 부담합니다. 반면 한약, 약침 등의 비급여는 건강보험에서 지원해 주지 않기 때문에 환자가 전부 비용을 지불해야 하죠.

한의원 입장에서는 환자에게 받는 진료비 외에 국가에서 나머지

진료비를 받는 셈입니다.

이렇게 수입을 얻는 과정에 차이가 있는데, 이로 인해 다른 직업에 비해 조금 더 안정적인 수입구조를 가질 수 있습니다.

다음으로 보건복지부에서 2018년 11~12월에 시행한 설문조사를 바탕으로 2019년 12월 '보건의료인력 실태조사'를 발표한 자료를 소개하고자 합니다. 복지부 설문에 답한 한의사는 총 1292명이 었고, 이중 환자를 진료하거나 환자에게 투약하는 곳인 요양기관 에 근무하는 인력은 1148명으로 전체의 88.9%를 차지했습니다. 환자를 직접 진료하지 않는 비요양기관인 연구소나 공공기관에 근무하는 인력은 44명으로 3.4%였습니다.

이에 따르면, 요양기관에서 일하는 한의사의 평균 월수입은 702 만원이었습니다. 이는 한의원 외에 보건소부터 상급종합병원에 근무하는 경우까지 포함된 자료입니다.

세부적으로 분류하자면, 한의원 근무자는 762만원, 한방병원 근 무자는 645만원이었고 종합병원 706만원, 상급종합병원 623만 원, 요양병원 601만원, 병원 584만원, 의원 427만원, 보건기관·보건소 근무자는 302만원이었습니다. 한의원에서 일하는 한의사의 수입이 가장 많았죠.

요양기관에서 일하는 한의사의 주당 근무시간은 49시간 정도였습니다. 주 6일로 계산했을 때, 하루에 약 8시간 정도 근무한다고 추정할 수 있습니다. 한의사 1명이 1주일 간 진료하는 외래환자 수는 115.5명으로, 주 6일로 나누면 하루 평균 19명 정도의 환자를 진료하는 셈입니다. 한의원에서 근무하는 한의사가 진료하는 환자 수는 137.2명으로 상급종합병원·종합병원(76.4명), 병원(59.1명), 보건기관·보건소(46.8명)에서 일하는 한의사가 진료하는 환자 수에 비해 많았습니다.

지역별로 나누자면 중소도시 근무 한의사의 수입은 735만원, 대도시 716만원, 농촌지역 598만원이었습니다.
환자를 직접 진료하지 않는 비요양기관인 연구소나 공공기관 등에서 일하는 한의사는 평균 436만원의 월수입을 올렸다고 합니다. 이때 근무시간은 주당 42시간 정도로, 주 5일 8시간 정도 되네요.

또 다른 자료도 있습니다.
한국고용정보원 한국직업정보시스템의 보건의료직업 연소득을 분석한 결과 2018년 한의사의 평균 연소득은 7,818만원으로, 8천만 원이 조금 안 되는 정도입니다.
이는 중위(50%) 연소득으로서, 2년 전인 2016의 7,368만원보다 약 450만원 오른 수치입니다.

한의사의 상위(25%) 연소득 평균은 2년 전보다 약 900만원 증가한 9,668만원이었고, 하위(25%) 연소득 평균은 2년 전보다 약 2,200만원 오른 6,846만원이었습니다.

이처럼 근무하는 요양기관과 지역 등에 따라 한의사의 소득에는 차이가 있지만, 대략적으로 짐작할 수 있을 거예요.

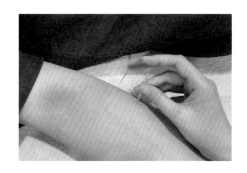

상급 종합병원, 종합병원, 병원, 의원

의료기관은 크게 의원급 의료기관과 병원급 의료기관으로 나눕니다. 의원급 의료기관은 의사, 치과의사, 한의사가 주로 외래환자를 대상으로 의료 행위를 합니다. 반면 병원급 의료기관은 주로 입원환자를 대상으로 의료 행위를 하는 의료기관이죠. 이 중 가장 규모가 큰 상급종합병원은 중증질환에 대한 난이도가 높은 의료 행위를 전문적으로 하는 종합병원입니다. 종합병원 중에서도 20개 이상의 진료과목을 비롯하여 교육기능, 인력·시설·장비 등의 일정 요건을 갖추어야 합니다. 상급종합병원은 2011년부터 도입되었으며, 매 3년마다 종합병원의 신청을 받아 평가하여 지정합니다. 2018~2020년 전국에 있는 상급종합병원의 수는 42개입니다. 서울대학교병원, 서울아산병원, 세브란스병원, 경희의료원, 원광대학교병원 등이 있어요.

종합병원은 병원급 의료기관 중에서도 100개 이상의 병상을 갖추어야 하는 등 의료법에 명시된 조건을 갖추어야 합니다.

병원·치과병원·한방병원 및 요양병원은 30개 이상의 병상(병원·한방병원만 해당) 또는 요양병상(요양병원만 해당)을 갖추어야 합니다.

Q
한의대를
졸업한 후 진로는
무엇이 있나요?

5

A 한의과 대학을 졸업한 대부분의 학생들은 한의사 국가고시에 통과합니다. 한의사로서 면허를 받고 자격을 가지는 것이죠.

한의사의 진로라고 하면 한의원을 제일 먼저 떠올립니다. 실제로 많은 한의사들이 개인 혹은 몇 명이 모여 한의원을 개원하죠. 이미 있는 한의원에 취직하여 한의사로서 일하기도 하고요. 대학 졸업과 국가고시를 통과한 직후부터 이렇게 바로 임상을 시작하기도 하고, 전문의 과정을 밟을 수도 있습니다.

대학원에 진학해서 공부를 계속하기도 합니다. 학교에 남아 있으면서 연구를 하거나 교수가 되기도 하고, 석사 박사 학위를 취득한 후 관련 분야의 연구소에서 일할 수도 있습니다. 물론 대학원 졸업 후 임상에 나와 한의원을 운영할 수도 있죠.

대학원 중에서도 보건 분야를 전공으로 하는 경우도 있습니다.
한의과대학 내에도 보건대학원이 있고, 서울대 · 연세대 · 고려대
· 한양대 등 한의과대학이 없는 대학의 보건대학원에 진학하기
도 합니다. 해외에 있는 보건대학교에서 공부를 계속할 수도 있
습니다. 미국의 하버드, 존스홉킨스, 컬럼비아 대학 등이 대표
적입니다. 이렇게 보건의료를 전문으로 공부한 후에는 국내외의
관련 단체, 기관에서 일할 수 있습니다.

제약, 식품, 한방화장품 등 한의학과 관련된 일반 회사에 입사해
연구 개발을 하기도 합니다.

그렇다면 대표적인 몇 가지를 좀 더 자세하게 알아보도록 해요.

(1) 개업의

의료법에 따르면, 한의사는 한방병원 · 요양병원 또는 한의원을
개설할 수 있습니다.
하지만 졸업 직후에 바로 한방병원이나 요양병원을 개설하는 경
우는 드문 편입니다. 한의원에 비해 규모가 크고 자본도 많이 들
기 때문에, 일반적으로 경력이 어느 정도 쌓인 이후에 개설할

때가 많죠. 한방병원은 한의사가 의료를 행하는 기관으로 30개 이상의 병상을 갖추어야 하고, 요양병원은 의사 또는 한의사가 의료를 행하는 곳으로 30개 이싱의 요양병상을 갖추어야 합니다. 즉, 요양병원은 의사 혹은 한의사가 개설할 수 있으며, 치과의사는 개설할 수 없습니다. 이때 요양병상이란 장기입원이 필요한 환자를 대상으로 의료 행위를 하기 위하여 설치한 병상을 뜻합니다.

한의대를 졸업하고 한의사 면허를 딴 후에는 직접 한의원을 개원할 수 있습니다. 한의원 원장이 되어 환자를 진료하면서 한의원도 직접 경영해야 하죠. 개업을 하기 위해서는 자금을 확보하고 개원할 한의원의 위치를 선정합니다. 기존 한의원을 이어받아 양수할 수도 있고 새로운 곳에 신규로 개원할 수도 있죠. 한의원 인테리어를 정비하고 의료기기를 구입하고 직원을 채용하는 과정도 필요합니다.

특정 연령대 혹은 특정 질환을 위주로 진료할 것인지도 결정해야합니다. 소아 · 청소년 혹은 여성 등 진료 대상의 나이나 성별을 기준으로 할 수도 있고, 아토피, 비염, 소화 장애, 당뇨, 이명, 비만 등 분야별로 특화를 하기도 합니다. 이에 맞게 적합한 홍보 전략을 찾는 것도 중요하죠.

환자를 직접 진단, 치료하는 것은 막중한 책임이 따르는 일이기 때문에 개업한 후 초기에는 더욱 많은 노력을 기울여야 합니다. 의학적 지식 뿐 아니라 진료 체계를 정립하고 직원들과 원활히 소통하여야 하죠.

(2) 의료기관에 취업

의료기관은 의료인이 공중 또는 특정 다수인을 위하여 의료업을 행하는 곳으로, 종합병원·병원·의원, 한방병원·한의원 등으로 나뉩니다.

기존 한의원에 부원장으로 취업할 수 있습니다.
졸업 후 바로 개원을 하는 것이 자금이나 경험 면에서 부담스러울 경우 선택할 수 있는 길이죠. 부원장은 기존 한의원에서 급여를 받으면서 진료를 하게 되므로 환자를 진료하는데 좀 더 집중할 수 있는 장점이 있습니다. 직접 한의원 경영을 하는 것은 아니지만, 한의원의 진료 체계나 직원들과 일하는 과정 등 기본적인 한의원 운영에 관해 경험을 쌓을 수도 있죠.

한방병원이나 요양병원에 취업할 수도 있습니다.
현재 전국에는 300개가 넘는 한방병원이 있습니다. 통계청 자료에 따르면 2010년부터 2017년까지 한방병원은 계속 증가하는 추세이며, 앞으로도 늘어날 전망입니다.

2018년 기준 요양병원은 1560개가 있습니다. 이 중 한의과 진료 과목이 있는 요양병원은 1280개로 80%가 넘는데요. 요양병원은 다른 병의원에 비해 적극직인 의료 서비스보다는 노인이나 중증 환자들을 돌보는 것을 목적으로 하는 경우가 많습니다.

상급종합병원, 종합병원 등 병원 한방진료부에서 근무할 수도 있 죠. 양한방 협진을 하는 병원에서 한의사로서 진료를 보는 것입 니다.

2020년 발간한 '2018년 한국한의약연감' 자료를 참고하여 지 난 십년간의 통계를 본 결과, 전체 면허한의사수 중 한의원에 근 무하는 한의사는 60~70%정도로 절반 이상을 차지하는 부동의 1위입니다.

또한 병원에서 근무하는 한의사는 2009년 9.9%에서 2018년 15.1%로 점차 증가하는 추세입니다. 상급종합병원, 종합병원, 요 양병원, 한방병원 등을 모두 합한 숫자이죠. 고령인구가 늘어나 면서 요양병원이 증가하고 의료기관도 대형화되고 있는 의료시장 의 변화에 따른 것으로 보이는데요. 총 인구에 대한 고령인구(65 세 이상 인구)의 구성 비율을 보면 2011년 11%에서 매년 증가하 여 2020년 15.7%까지 늘어났으며, 앞으로도 더욱 증가할 것으로 예측됩니다.

(3) 연구원, 공무원

한의학 및 한의약 산업을 연구하는 한국한의학연구원, 한국한의약진흥원에서 일할 수 있습니다.

한국한의학연구원은 한의학을 과학적으로 연구, 분석하기 위해 설립된 과학기술정보통신부 산하 연구기관으로, 정부에서 일정 부분 재정 지원을 받아 운영하는 정부 출연 연구기관입니다. 일반적으로 학사 졸업 후 입사하면 연구원, 석사 졸업 이상의 경우 선임연구원의 직급이 주어집니다. 선임연구원은 실적과 경력이 쌓이면 책임연구원으로 진급할 수 있죠.

한국한의약진흥원은 한의약 산업을 육성, 한의약 기술을 과학화하며, 한약재 품질 보존연구를 담당하는 보건복지부 산하 연구기관으로서, 기타 공공기관입니다. 기타 공공기관은 공기업, 준정부기관이 아닌 공공기관을 지칭하는 말입니다.

이 밖에도 한의학 대학의 부설연구소를 비롯한 한의학 연구원 뿐 아니라 국내의 다른 분야 연구기관에서 연구 활동을 할 수 있습니다. 주로 의학, 약학, 식품영양학 등의 분야와 협업하는 연구들이 많습니다.

한국보건사회연구원, 한국보건의료연구원, 한국보건산업진흥원

같은 보건, 의료와 관계된 공공기관에서 일하기도 합니다.

한국보건사회연구원은 국민 보건의료, 사회보장, 사회복지에 관한 정책 연구를 수행하는 정부 출연 연구기관으로 국무조정실에 속해 있습니다. 한국보건의료연구원은 보건의료 기술 개발 및 보급을 목적으로 설립된 보건복지부 산하 기관이죠. 한국보건산업진흥원은 보건산업의 육성과 발전, 보건 서비스의 향상을 위한 지원 사업을 담당하는 준정부기관입니다.

보건복지부, 식품의약품안전처 등 정부기관의 보건행정 분야에서 한방 정책과 행정에 관계된 일을 할 수도 있습니다.

질병관리청, 국립재활원 등에서 행정, 연구직 및 진료직 공무원으로 근무할 수 있습니다.

질병관리청은 방역·검역 등 감염병 관리 및 만성질환, 희귀질환을 비롯한 각종 질병에 관한 조사·시험·연구에 관한 사무를 관장합니다. 보건복지부 소속기관인 질병관리본부가 얼마 전 중앙행정기관인 질병관리청으로 승격, 개편되었죠. 질병관리청의 소속기관으로는 국립보건연구원, 5개 권역별 질병대응센터, 검역소 및 국립결핵병원이 있습니다.

국립재활원은 재활전문 국립중앙기관입니다. 재활병원, 재활연구소를 운영하고 공공재활의료사업, 교육 프로그램을 하는 기관이죠.

보건소 및 보건지소에서 환자를 진료하는 한의사로서 일할 수도 있습니다. 이는 군대 대체 복무인 공중보건의사와는 다른 개념입니다.

각 지방자치단체에서 채용 공고를 내어 선발이 되면, 지방공무원으로 계약기간 동안 근무하게 되죠. 일정 기간이 끝나고 난 뒤 계약기간을 갱신하는 것도 상황에 따라 가능합니다. 정규직 공무원도 있으나, 대부분은 계약직 공무원으로 일하는 경우가 많습니다. 2015년 보건복지통계연보에 따르면, 총 90명 중 정규직은 8명이었습니다.

공직 한의사협의회 자료에 따르면 2019년 공직 한의사의 수는 약 130명입니다.

이들 공직 한의사가 근무하는 곳으로는 보건소 및 지방자치단체를 비롯하여 보건복지부, 식품의약품안전처, 국립중앙의료원, 서울의료원, 국회 진료실 등의 공공기관이 있습니다.

국외의 연구기관에 진출하기도 합니다.

2019년 세계보건기구(WHO)는 국제질병분류체계를 개정하면서 한의학 등 전통의학을 포함시켜 그 가치를 공식적으로 인정했습니다. 그 배경에는 양방의학만으로는 인구증가와 고령화로 인해 높아지는 의료수요를 따라가기 어렵고 환자들이 만족할 수 있는 의료 서비스를 하기에 부족하다고 판단했기 때문이죠.

이에 세계적으로 전통의학, 보완 대체의학에 대한 관심이 높아지면서, 국제적인 연구도 다각도로 진행되고 있어요. 관련 기구 및 단체에서 한의학 전문가로서 보완 대체의학 정책을 연구, 수립하는 길도 있죠.

공무원 vs 공공기관

공직에 있다고 하면, 우리는 보통 공무원을 떠올립니다.
하지만 '공직'이란 단어는 '국가 기관이나 공공 단체의 일을 맡아보는 직책이나 직무'를 의미하는데요. 공무원보다 좀 더 넓은 범위를 뜻하죠.

공무원은 국가나 지방자치단체의 공무에 종사하는 사람으로, 국가 공무원과 지방 공무원으로 나뉩니다.

공공기관은 공적인 이익을 목적으로 하는 기관으로, 넓게 보았을 때는 국가 또는 지방자치단체의 공무를 수행하는 관공서까지 포함하는 개념입니다.

하지만 좁게는 정부의 투자·출자나 재정 지원 등으로 설립·운영되는 기관으로 기획재정부 장관이 매년 지정한 기관을 뜻합니다. 2020년 공공기관으로 지정된 곳은 340개로 공기업(36개), 준정부기관(95개), 기타 공공기관(209개)입니다.

앞서 소개한 한국한의학연구원, 한국한의약진흥원, 한국보건사회연구원, 한국보건의료연구원은 기타 공공기관, 한국보건산업진흥원은 준정부기관으로 모두 공공기관에 속합니다.

일반적으로 공공기관에서 근무하는 직원은 공무원이 아니며, 퇴직 후 공무원연금이 아닌 국민연금을 적용받습니다. 민간 회사와 마찬가지에요.
국립중앙의료원의 경우, 2010년부터 법인화 되면서 기타 공공기관이 되었습니다. 이에 따라 국립중앙의료원의 전신인 국립의료원 소속 공무원 중 공무원 신분을 계속 유지하는 사람과 국립중앙의료원의 직원으로 신분이 전환되는 사람으로 나뉘게 되었습니다.

공공기관에 대해 좀 더 자세히 알고 싶다면 ALIO(공공기관 경영정보 공개 시스템) 홈페이지(www.alio.go.kr)를 참고하세요.

여자 한의사도
많은가요?

Q

6

A 앞서 소개한 보건복지부에서 2019년에 발표한 '보건의료
인력 실태조사'에 따르면, 요양기관에 근무하는 한의사의 84.2%
가 남성이었습니다.

연령대로 보면 설문에 참여한 한의사 중 40대가 37.9%로 가장 높
았고, 뒤이어 30대(30.4%), 50대(14.8%), 20대(14%), 60대 이상
(2.9%)의 순이었습니다.

이보다 2년 전의 조사 결과에서도 요양기관에서 일하는 한의사
중 남성의 비율이 높았습니다.

국민건강보험공단과 건강보험심사평가원에서 발간한 '2016 건강
보험통계연보'에 의하면, 2016년 요양기관 근무 한의사는 19,737
명으로 이 중 남자가 82.2%, 여자는 17.8%였죠.

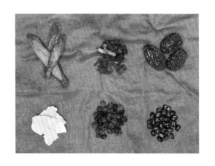

이와는 대조적으로 공공기관에서 근무하는 한의사는 남성보다 여성이 더 많습니다.

공직 한의사협의회 자료에 따르면 2019년 기준 공직 한의사는 130여 명이고, 이 중 반수 이상이 여성입니다.

보건소 및 지방자치단체에서 일하는 공직 한의사 94명 중 여성 한의사는 57명입니다. 또한 보건복지부를 비롯하여 식품의약품안전처, 국립중앙의료원, 서울의료원, 국회 진료실 등의 공공기관 한의사 34명 중 17명이 여성이었죠.

이는 일반적인 한의원·한방병원 근무와 비교할 때 수입이 높다기보다는 공무원 신분으로 안정적이라는 장점을 갖기 때문이라고 분석됩니다. 정해진 시간에 출퇴근이 가능하고 휴가 등 근무조건,

복지가 좋은 것도 이유일 것입니다.

다음은 한의학 대학 교수에서 여성이 차지하는 비율입니다. 2018년 기준, 한국 한의학 교육평가원의 각 대학별 전임교원(정교수, 부교수, 조교수) 현황 자료에 따르면 전국 한의과대학(원) 12곳의 여성 교수는 전체의 약 20.1%였습니다. 전체 한의대 교수 498명 중 100명이 여성이었지요. 이는 정교수와 부교수, 조교수까지 합친 수치입니다.

기초교실과 임상교실에서의 여성 비율은 비슷한 것으로 나타났습니다. 기초과목은 예과 혹은 본과 1~2학년에, 임상과목은 본과 3~4학년에 주로 배우는데요. 주로 대학에서 근무하며 연구 및 학교 업무를 처리하는 교수가 있고, 대학에 소속된 한방병원(예. 경희대 한방병원)에서 환자를 진료하며 임상을 위주로 하는 교수가 있습니다. 일반적으로 전자는 기초교실, 후자는 임상교실 교수입니다.

한의대 교수라고 해서 모두 한의사는 아닐 수도 있습니다. 제가 대학을 다닐 때에도 약학 등 다른 전공을 가진 교수님이 있었어요. 하지만 대부분이 한의대를 졸업하고 한의사 면허를 가진 교수님들이 많았죠.

한의대 교수와 요양기관에서 일하는 한의사 모두 여성의 비율은 남성보다 낮습니다.
하지만 20~30년 전에 비하면 여성의 비율이 눈에 띄게 높아진 것인데요.

통계청이 발표한 '2018 통계로 보는 여성의 삶'에 따르면, 지난해 기준 여성 한의사는 전체 한의사의 21%였습니다. 이는 1990년 여성 한의사가 전체의 5.9%였던 것과 비교하면 지난 28년 동안 3배가 넘게 증가한 결과입니다.

한의대를 다니는
남학생들은
군대를 어떻게 가나요?

Q 7

A 남학생들은 진로를 결정하는데 있어 군대를 언제, 어떻게 가는가에 대한 궁금증이 많을 거예요. 한의대를 졸업한 후 군의관으로 갈 수도 있고, 공중보건의(공보의)로 대체 복무를 할 수도 있습니다. 둘 다 한의사 면허 취득 후 가능한데요. 특히 군의관은 인턴, 레지던트 수련 과정을 마치고 전문의 자격증을 딴 경우가 대부분입니다.

한의 군의관의 수는 그리 많지 않기 때문에 일반적으로 공중보건의로 가는 경우가 많습니다. 공중보건의는 임기제 공무원이고 군의관은 장교이므로 그에 따른 처우를 받게 됩니다.

물론 본인이 원한다면 현역으로 입대할 수도 있습니다. 군의관이나 공중보건의보다 복무기간이 짧다는 장점이 있는데요. 군의관, 공중보건의 복무 기간은 훈련 기간을 제외하고 3년인데 반해, 현역 복무 기간은 18개월입니다. 그렇기 때문에 유학을 가거나 해외에서 일하는 등 자신이 원하는 진로 계획에 맞추어 현역 복무를 선택하는 학생들도 있습니다.

하지만 공중보건의나 군의관을 선택하면 그 기간에도 환자를 진료하는 임상 경험을 쌓을 수 있다는 장점이 있어 많은 경우 공보의나 군의관으로 복무합니다.

공중보건의사,
군의관 제도에 대해서
더 자세히 알고 싶어요

Q8

A 공중보건의사란 의사·치과의사 또는 한의사 자격을 가진 사람으로서 「농어촌 등 보건 의료를 위한 특별 조치법」에서 정하는 바에 따라 공중보건 업무에 종사하는 사람을 말합니다. 보건복지부 장관으로부터 임용된 계약직 공무원으로, 보건의료가 취약한 지역에서 보건 의료를 담당합니다.

공중보건의는 1979년 도입되어 1981년부터 본격적으로 전국의 농어촌 의료취약지역에 배치되었습니다. 보건소, 보건지소, 지방공사의료원, 병원선, 국립병원을 비롯하여 노숙자 무료진료소, 하나원(북한이탈주민 정착지원사무소) 같은 사회취약계층을 위한 진료기관에 배치됩니다. 한국한의학연구원 등 공공기관에서 근무하는 공보의도 있지만, 그 수는 제한적입니다.

'2018년 한국한의약연감'에 따르면, 2018년 보건소(시군구)의 공보의 한의사 수는 247명, 보건지소(읍면)ㆍ보건진료소(리 단위)에서 근무하는 공보의 한의사 수는 707명으로 총 954명입니다. 2013년 775명으로 제일 적은 숫자를 기록했으나 지난 십년간 대부분 900명이 넘는 정도의 인원을 유지하고 있습니다.

보건지소는 각 시, 군, 구에 설치된 공공의료기관인 보건소보다 하위 기관으로 지역의 보건 분야를 담당하고 있습니다. 보건지소에 근무하는 공중보건한의사는 방문보건을 포함한 주민 진료를 주요 업무로 하죠.

보건소의 공중보건한의사는 진료 외에도 한의약건강증진사업과 관련된 업무를 합니다. 한방금연침 시술, 중풍(뇌졸중) 예방교육, 한방기공체조 교실, 한의약 갱년기 관리, 한의약 임산부 건강관리 교실, 사상체질 건강교실 등 다양한 프로그램이 있습니다.

보건소나 보건지소에 근무하는 공중보건한의사는 주말인 토, 일요일은 휴무이고 평일에는 아침에 출근해서 저녁에 퇴근합니다. 현역으로 입대를 하거나 군의관으로 복무하는 경우에 비해 자유시간이 많은 편이죠.

공중보건의사에 관해 더 알고 싶다면 대한공중보건한의사협의회(apkom.org), 대한공중보건의사협의회(www.kaphd.org)를 참고하셔도 좋습니다.

군의관은 군 복무자의 보건·방역·진료 업무를 담당하는 의사입니다. 중위 혹은 대위 계급으로 임관하여 일반 부대나 군 병원에 배치됩니다. 군 병원에 배치된 군의관은 전문적인 진료를 담당하며 이는 일반적인 종합병원에서의 업무와 비슷합니다.
병역의 의무를 위해 군의관이 되는 경우가 대부분이지만, 군의관을 직업으로 삼아 장기 복무를 할 수도 있습니다. 이때 정년은 60세까지 보장됩니다.

한의군의관 제도의 시초는 1982년부터이며, 초창기인 1989년부터 1992년까지 15~17명 정도 모집했습니다. 한의군의관 제도는 한의사 전문의 제도 이후 본격적으로 시행되어 2009년에는 전문과목이 인정된 한의군의관 35명이 임용되었습니다. 2018년까지 지난 30년간 배출된 한의군의관은 총 654명입니다.

한의군의관이 되기 위해서는 한방병원에서 군 전공의로서 인턴과정 이상을 수료하면 됩니다. 인턴과정을 수료한 경우는 중위, 레지던트 과정을 2년 이상 수료한 경우는 대위 계급으로 임관합니다. 하지만 현재 한의군의관 수요가 많지 않기 때문에, 실질적으로는 레지던트 과정을 수료하고 한의사 전문의가 된 경우에 군의관이 가능하죠.

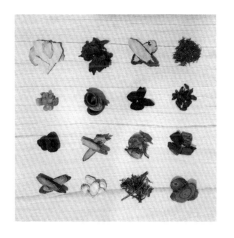

해외에서도
한의사로 일을
할 수가 있나요?

Q

9

A 한의학이 점점 세계적으로 알려지고 인정받으면서, 해외
진출을 하는 한의사도 많아지고 있습니다.

다만 우리나라 한의사 면허가 외국에서도 똑같이 인정받는 것은
아니기 때문에, 각 나라에서 요구하는 교육 및 자격시험 과정을
거쳐야 합니다. 이는 나라별로 차이가 있습니다.

이제까지는 미국 진출이 가장 많았는데요.
2007년 대한한의사협회와 국제한의학교류센터에 따르면 국내
한의사 중 NCCAOM[5] 자격시험 응시자 수는 2003년 25명에서
3년 만인 2006년 105명으로 점차 증가하는 추세입니다.

---

5) NCCAOM(The National Certification Commission for Acupuncture and Oriental Medicine);
   한의·침구 의학 국립인증위원회, 한방침구치료사위원회, 침술과동양의학자격국가인증위원회

미국[6]에서 침구 시술이나 한약 처방 등의 면허를 얻기 위해서는 NCCAOM 시험을 통과해야 합니다. 다만 NCCAOM 자격만으로는 한약을 처방할 수 있는 주가 있고 없는 주도 있습니다.

1982년에 설립된 NCCAOM은 46개주(캘리포니아 제외)의 한의 면허 인증과 시험 등을 관할하고 있어요. 나머지 3개 주(사우스다코타 · 오클라호마 · 앨라배마)는 침구 시술에 대한 관련 법이 아직 마련되어 있지 않습니다. NCCAOM은 미국 전역에서 활동할 수 있는 자격을 부여하는데, 이 자격증(Certification)은 면허와는 차이가 있습니다. NCCAOM은 한의사로서 자격을 증명해주지만, 내가 일하고자 하는 곳이 어딘지에 따라 주 정부에 면허를 따로 신청해야 할 수도 있습니다. 즉 NCCAOM 자격증만으로 면허를 받을 수 있는 주가 있는 반면, 이 외에 다른 조건을 요구하는 주도 있어요.

NCCAOM은 우리나라 한의대 학력을 인정하기 때문에 추가로 미국에서 한의학을 공부하는 과정은 필요하지 않아요. 이전까지는 재학생도 NCCAOM 시험의 응시가 가능했지만 2019년부터는 졸업생에 한해서 시험을 볼 수 있도록 변경되었습니다. 굳이 미국에 가지 않아도 국내에서 시험을 치를 수 있습니다.

---

6) 미국은 50개 주와 1개의 특별구로 이루어짐

캘리포니아 주는 CAB[7]에서 한의사 자격을 관리하고 관련 정책을 담당하고 있습니다. 캘리포니아 주에서 한의사로 일하려면 CALE[8] 면허가 필요한데, 이는 주 정부 산하 CAB에서 관리하고 있죠. CALE은 캘리포니아주에서만 유효[9]한 면허(License)로 우리나라에서 한의대를 졸업해도 미국에서 일부 교육과정을 거쳐야 하는 차이가 있습니다. 2019년부터는 캘리포니아 주에서도 NCCAOM를 채택하기로 한의사 시험 관련 내용을 변경했습니다.[10] 약 3만 4,000명의 미국 침구사 가운데 30% 이상이 캘리포니아 주에서 활동 중이라고 하니, 미국 한의학 시장에서 캘리포니아 주가 차지하는 비중이 상당히 높은 편이죠.

이처럼 각 주마다 정책 및 자격 요건이 다른데요. 어떤 주에서 침구사 진료범위에 한약이 포함되는지, 한약을 처방하기 위해서 요구하는 시험과 자격이 무엇인지, 현재 각 주에서 활동하는 침구사의 숫자가 얼마인지 등 미국 한의사에 대한 정보를 더 알고 싶다면, NCCAOM 홈페이지(www.nccaom.org)를 참고해보세요.

뉴질랜드의 경우 자유무역협정(FTA)을 맺은 이후로 한의사는 최대 3년의 취업비자를 신청할 수 있습니다. 일정 기간 일하기 위해

---

7) CAB(California Acupuncture Board); 미국 캘리포니아 침구 위원회, 캘리포니아주 한의사 위원회
8) CALE(California Acupuncture Licensing Exam); 캘리포니아주 한의사 면허시험
9) 2019년 2월부터 2020년 말까지 한시적으로 캘리포니아주 면허를 취득한 한의사가 별도의 시험 없이 연방 차원의 자격증을 받을 수 있는 정책이 시행되었습니다. 즉, 캘리포니아주 한의사가 NCCAOM이 인증을 관할하는 다른 주에서도 한의사로 활동할 수 있게 된 것이죠.
10) 비교적 최근에 변경된 것으로 실제 실행 여부에 대해서는 좀 더 지켜봐야 할 것으로 보입니다. NCCAOM 홈페이지(2019.10.15 업데이트)에서도 여전히 캘리포니아 주는 CALE로 표기되어 있습니다.

입국을 허용하는 일시고용입국 인정 직종에 한의사가 포함되기 때문인데요. 이는 일반 취업비자에 비해 필요한 서류가 비교적 간단합니다.

'한국 의료시스템 해외 진출의 현황과 기회' 자료(한국보건산업진흥원 의료해외진출단 배좌섭 단장)에 따르면, 베트남은 별도의 자격시험 없이 외국에서 발행된 의료 인증서를 인정합니다. 행위 인증서는 5년간 유효하며 별도의 제출서류 없이 연장이 가능하고요. 한의사의 경우 직종별 최소 경력은 의사, 치과의사와 마찬가지로 3년입니다.

보건복지부 한의약 세계화 사업의 일환으로 한국한의학연구원에서는 2015년부터 한의사의 해외 진출을 위한 가이드북을 발간하고 있습니다. 세계 각국에서 일하고 있는 한의사들의 경험과 각 국가의 제도, 법규를 바탕으로 한의사가 해외 진출하는데 필요한 정보를 담고 있는데요. 미국, 캐나다, 호주, 유럽 그리고 베트남, 인도네시아, 싱가포르, 필리핀, 말레이시아, 태국 등 동남아시아 국가에 대한 자료를 제공하고 있습니다. 이는 한국한의학연구원 홈페이지(www.kiom.re.kr) 중 출판물에서 찾아볼 수 있습니다. 이후에는 아랍 연맹, 러시아 연방, 라틴아메리카 경제기구 등이 계획되어 있다고 하네요.

요즘은 한의사 개인을 넘어 한의원도 해외시장에 진출하고 있습니다. 보건복지부가 2015년도 의료기관 해외 진출 현황을 분석한 자료에 따르면, 미국의 경우 한의사 면허 취득이 상대적으로 쉬운 편이기 때문에 한방분야를 중심으로 진출한 의료기관(23건)이 많았습니다. 중국은 외국의 의료 신기술 도입과 기술 교류를 위해 중국 정부가 시장 개방 정책을 지속하고 있는데요. 중국에서는 외국인 의사가 심사를 통과하면 단기의료 허가증을 받을 수 있습니다. 미용 · 성형 분야의 수요가 있어 성형외과를 중심으로 52곳의 국내 의료기관이 진출했습니다.

어린이 전문 한의원인 함소아의 경우 2000년대 들어오면서 미국과 중국에 개원을 했고, 여드름 전문 한의원도 중국의 한의원과 사업 파트너를 맺고 상해에 진출한 바 있습니다.

KOICA(한국국제협력단)를 통해 글로벌 협력 의사로 일할 수도 있습니다.
코이카(KOICA)는 1991년에 설립되었으며, 우리나라의 대외 무상 협력 사업을 주관하는 기관입니다. 2016년 기타 공공기관에서 준정부기관으로 지위가 전환되었죠. 개발도상국들의 경제사회 발전을 지원하고 우리나라와 개발도상국가와의 경제 및 우호 협력관계를 증진하는 것을 목적으로 합니다. 이를 위해 연수생 초청, 봉사단 파견, 물자 공여, 개발 조사 등의 다양한 협력 사업을 실시하고 있어요. 경기도 성남에 있는 본부를 비롯하여 국내사무소 1개가 부산에 있고, 전 세계 47개국에 44개 사무소, 1개 분사무소, 3개 주재원을 운영하고 있습니다.

이 중 글로벌 인재 양성사업의 일환으로 글로벌 협력 의사를 개발도상국에 파견하고 있는데요. 우리의 경험과 기술을 나누고 현지 의료 인력의 역량 강화 및 의료 서비스의 질적 개선에 기여하는 프로그램입니다. 파견국가 의료 인력교육, 코이카 파견인력 안전 및 건강관리 등의 활동을 하고 있죠.

코이카에 대해 더 알고 싶다면 홈페이지(www.koica.go.kr)를 참고하셔도 좋습니다.

해외에서
일할 수 있는
다른 길이 있나요?

Q
10

A 국제적으로 활동하는 기관, 단체에 소속되어 일할 수 있습니다. 이러한 경우는 일반적으로 보건 분야에 관계된 업무일 때가 많습니다. 보건 관련 행정·정책, 보건 통계와 역학, 보건의료, 환경, 위생, 영양, 교육 등의 분야가 있어요.

국내외 보건대학원을 졸업하고 석사 학위를 취득하면 좀 더 경쟁력이 있겠죠. 요즘은 학생일 때 인턴쉽 프로그램을 통해 이러한 경험을 미리 해볼 수 있는 방법도 있으니, 보건 분야에 관심이 있다면 참여해보는 것도 좋을 거예요.

국제 보건 관련 기관과 단체는 많지만 대표적인 몇 곳을 소개하려고 합니다.

국제기구인 WHO(세계보건기구), UNDP(유엔개발계획), ILO(국제노동기구), 유니세프(유엔아동기금) 그리고 공공기관인 KOICA(한국국제협력단), KOFIH(한국국제보건의료재단) 등에서 일할 수 있습니다.

WHO는 UN(국제연합)이 보건·위생 분야의 국제적인 협력을 위하여 설립한 전문기구로, 전 세계 모든 사람들이 최고 수준의 건강에 도달하는 것을 목표로 합니다. 우리나라는 1949년, 북한은 1973년에 가입했으며, 현재 회원국은 194개국입니다. 본부는 스위스 제네바에 있으며, 6개 지역 사무소와 150개 국가사무소가 있습니다. 아프리카 지역 사무소는 콩고, 아메리카는 미국, 동남아시아는 인도, 유럽은 덴마크, 동지중해는 이집트, 서태평양 지역 사무소는 필리핀에 있죠. 이 중 우리나라는 서태평양 지역 사무소에 소속되어 있습니다. 유행성 질병 및 전염병 대책 후원, 당뇨·고혈압 등 만성질환 관리, 산모와 신생아 건강에 관한 모자보건 증진, 의약품과 식품 등의 안전성·유효성에 관한 기준 설정 등의 일을 합니다. 지역 사무소를 중심으로 전문가 파견, 의료 기구와 자재의 공급 등 각 나라에 대한 기술 원조를 담당합니다.

UNDP는 개발도상국에 대한 UN의 원조 계획을 조정하는 기구입니다. 개발도상국의 경제적·사회적 개발을 촉진하기 위해 기술 원조를 제공하고 특별기금을 조성합니다. 유엔특별기금(UNSF)

과 확대기술원조계획(EPTA)이 통합되어 발족되었죠. 본부는 미국 뉴욕에 있으며, 원조 계획을 결정하는 집행이사회는 36개국으로 임기는 3년입니다.

ILO는 노동조건 개선 및 노동자 생활수준의 향상 등 노동 문제를 다루는 UN의 전문기구입니다. 본부는 스위스 제네바에 있으며 아메리카, 아프리카, 유럽-중앙아시아, 아시아-태평양 4개의 지역 본부가 있습니다. 2018년 기준 187개 회원국이 가입해 있습니다.

유니세프는 어린이 구호를 위해 설립된 UN의 상설 보조기관입니다. 본부는 미국 뉴욕에 있으며, 동아시아/태평양(태국), 남아시아(네팔), 동남아프리카(케냐), 서부/중앙아프리카(세네갈), 중동/북아프리카(요르단), 라틴아메리카/카리브해 연안(파나마), 구 소련 연방/동유럽(스위스)의 7개 지역에 지역 사무소를 두고 있습니다. 유니세프가 지원하는 나라는 157개국으로, 157개 개발도상국에 국가사무소 또는 겸임 사무소를 두고 있으며 '유니세프 국가위원회'는 선진국에 설치된 기구로 33개국에 설치되어 있습니다.

우리나라는 유니세프에 1950년에 가입했습니다. 이후 1993년까지는 지원을 받았으나, 1994년 '한국 유니세프 대표사무소'가 '유니세프 한국위원회'로 바뀌면서 지원을 하는 국가가 되었습니다.

대표사무소는 개발도상국에 설치되어 어린이들을 위한 지원 사업을 전개하며, 국가위원회는 이러한 사업에 필요한 재원을 마련하고 세계의 어린이 문제를 홍보하는 역할을 담당합니다. 유니세프는 개발도상국 어린이들을 위한 긴급구호, 예방접종, 보건, 영양, 식수와 환경 개선, 교육 사업을 하고 있어요. 더 자세한 내용은 유니세프 한국위원회(www.unicef.or.kr)홈페이지를 참고하세요.

KOFIH는 개발도상국, 북한, 재외동포, 외국인 근로자를 대상으로 보건 의료분야 지원을 수행하는 보건복지부 산하 공공기관입니다. 2006년에 설립되었으며 라오스, 미얀마, 우즈베키스탄, 캄보디아, 가나, 에티오피아, 우간다, 탄자니아에 해외사무소가 있습니다. 코피(KOFIH)의 홈페이지는 www.kofih.org 입니다.

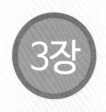

3장

한의학의 과거, 현재 그리고 미래

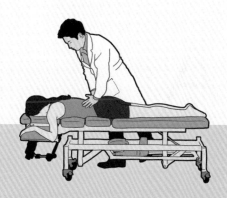

한의학의 치료법은
무엇이 있나요?

Q 1

A 한의원에서 사용하는 대표적인 치료도구는 침입니다.
그 외에 뜸, 약침, 부항 등이 있죠.

먼저 침은 그 길이와 굵기에 따라 나뉘는데요.
10cm가 넘는 긴 침도 있지만, 일반적으로 3~4cm의 침을 많이
사용합니다. 길이가 긴 침을 장침이라고 하는데, 허리나 엉덩이
처럼 근육이 발달한 부위에 주로 사용하죠. 현재처럼 기술이 발
달하기 전인 과거에는 침이 굵었습니다. 아마 조선시대 허준에게
침을 맞았다면 지금보다 훨씬 아팠을 거예요. 요즘 한의원에서
는 굵기가 0.20~0.30밀리미터(mm) 정도로 가는 침을 사용합니
다. 주삿바늘과 비교해도 훨씬 가늘죠. 예방접종을 맞을 때는 보
통 21~23G의 주삿바늘을 사용하는데, G(게이지)는 국제 표준화

기구(ISO)에서 지정한 것으로 주삿바늘의 굵기를 나타내는 단위입니다. 수치가 커질수록 굵기는 가늘어지죠. 예를 들어, 헌혈을 할 때는 더 굵은 주삿바늘인 16~18G를 사용합니다. 대략적으로 21G는 0.83mm, 23G는 0.63mm 정도입니다.

침이 이렇게 가늘어지고 그에 따라 예전에 비해 통증도 현저히 줄었지만, 여전히 침에 대한 두려움을 가지는 분들이 있습니다. 그래서 피부를 뚫지 않는 전자침, 레이저침 등을 활용하기도 합니다.

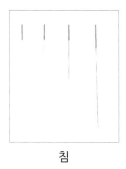

침

0.20x15, 0.20x30, 0.35x50, 0.35x105 (단위:mm)
: 앞의 숫자는 굵기, 뒤의 숫자는 길이를 뜻합니다.

약침은 1960년대에 시작된 치료법으로 주사를 사용하여 약침액을 주입합니다. 약과 침의 장점을 모아 개발된 치료방법이죠. 양방 병원에서 놓는 주사와 비슷해 보이지만, 몸속에 주입하는 약침액이 한약이라는 차이점이 있습니다. 물론, 먹는 한약을 그대로 넣는 것은 아니에요. 피부를 통해 인체로 바로 주입하는 만큼 불순물을 제거하고 멸균 등 여러 가공 처리를 거쳐 혈자리에 주사합니다. 어떤 용도로, 어떤 부위에 사용하느냐에 따라 주입하는 약침 액의 양이 달라집니다. 그에 따라 주사바늘의 길이와 굵기도 달라지고요. 1cc(=1㎖=1㎤) 용량의 작은 주사기와 30G 같은 굵기가 가는 주삿바늘을 사용할 때가 많아, 약침을 맞을 때의 통증은 병원에서 일반적인 주사를 맞을 때보다 약합니다.

약침액은 여러 종류의 한약을 기반으로 만들 수 있기 때문에, 그 효능도 다양합니다. 근골격계 질환에서 염증을 가라앉히고 통증을 줄여주기도 하고, 보약처럼 기운이 없고 몸이 약해졌을 때도 쓸 수 있습니다. 자꾸 화가 나고 가슴이 답답한 증상, 불안하고 잠이 오지 않는 증상처럼 마음을 다스릴 때도 활용할 수 있어요.

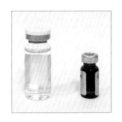

약침액

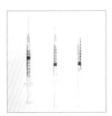

약침 주사

뜸은 주로 쑥을 사용하는데 혈자리에 놓고 태우면서 따뜻하게 해 주는 치료법입니다.

예전에는 직접 뜸을 피부에 올려놓고 자극을 주는 방법을 주로 사용했지만, 요즘에는 화상의 위험 때문에 뜸이 직접 몸에 닿지 않도록 할 때가 많은데요. 일정 온도까지만 올라가도록 조절할 수 있는 전자뜸을 활용하기도 합니다.

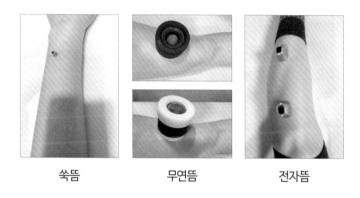

| 쑥뜸 | 무연뜸 | 전자뜸 |

부항은 압력을 이용해 부항컵을 피부에 붙여 자극을 주는 치료법입니다. 먼저 침을 사용한 후 부항을 하여 피를 뽑는 방법도 있고, 부항컵만 붙여 피를 뽑지 않고 자극을 주는 방법도 있습니다. 이러한 부항은 뭉친 근육을 풀고 혈액순환을 도와줍니다.

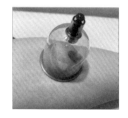

부항

이러한 한의원에서의 치료법은 공통적으로 혈자리를 활용한다는 공통점이 있습니다.

이 밖에도 한의원에서는 경피전기사극요법(TENS)이나 경근간섭 저주파요법(ICT) 같은 물리치료를 비롯하여 추나, 좌훈, 향기요법 등 다양한 방식의 치료를 하고 있습니다.

추나요법에서 '추'는 '밀다', '나'는 '잡다'라는 뜻을 가진 한자어입니다. 추법은 엄지손가락이나 손바닥을 몸의 특정 부위나 혈자리에 대고 힘을 주어 미는 것을, 나법은 손가락에 힘을 주어 잡아당겼다가 놓는 것을 반복하는 치료법입니다.

한의사의 손이나 신체의 일부분을 이용하여 환자에게 자극을 가하여 치료하는 방법이죠. 때로는 추나 테이블 등의 보조 기구를 이용하기도 합니다. 근골격계, 신경근육계의 구조가 균형이 깨지고 기능에 문제가 생겼을 때 이를 바로잡아주는 한방 수기요법입니다.

일반적으로 추나요법은 목이나 허리 디스크, 협착증 같은 척추 혹은 관절, 근육 질환일 때만 받는다고 생각할 수 있는데요. 두통, 만성피로, 소화 장애 및 생식기, 비뇨기계 질환까지 다양한 질환에 응용할 수 있습니다. 평소 자세가 안 좋아 척추가 비뚤어지거나 특정 근육·관절이 부담을 받게 되면, 몸 속 장기로 이어지는 신경이 눌리고 혈액이 제대로 공급되지 않아 약해지기 때문입니다.

좌훈은 약재를 태울 때 나오는 연기 혹은 약재를 물에 넣고 끓일 때 나오는 따뜻한 김(수증기)을 아래쪽 생식기에 쏘이는 치료방법입니다. 좌훈이라는 이름에서 알 수 있듯이, 구멍이 뚫린 의자에 앉아서 하는 훈증법이죠. 생리통, 생리 불순, 질염 등의 여성질환이 있을 때 주로 활용합니다. 쑥, 익모초, 포공영(민들레) 등의 약재를 많이 사용하는데, 아랫배를 따뜻하게 해주고 세균으로 인한 가려움증을 줄여줍니다. 여성질환 뿐 아니라, 치질이나 비뇨기계 질환 그리고 복통, 허리 통증의 치료에도 쓰이는데요. 하복부를 따뜻하게 해줌으로써 인체의 전체적인 순환을 돕기 때문입니다. 특히 여성은 손발이나 아랫배가 찬 냉증으로 고생할 때가 많습니다. 이때 좌훈요법을 잘 이용하면 전반적인 몸 상태가 좋아져, 요즘은 다이어트 등 다양한 치료에 활용합니다.

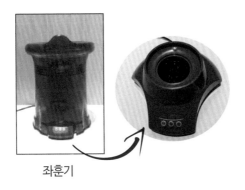
좌훈기

향기요법은 아로마테라피와 같은 의미입니다. 한의원에서는 증류한약을 이용해 네뷸라이저를 통해 흡입하는 방법을 주로 사용합니다. 비염, 축농중 등의 호흡기계 치료에 좋죠. 이때 증류한약이란 한약을 증류방식으로 추출한 것으로, 약재를 끓여서 나오는 증기를 모아서 만든 액체 형태의 한약입니다. 일반적인 한약은 색깔이 진하고 맛도 쓴데 반해, 증류한약은 투명하고 맛도 좀 더 물에 가까워 순합니다. 이러한 증류한약을 에어로졸[11] 형태로 코와 입을 통해 흡수시키는 향기치료는 호흡기 질환 뿐 아니라 뇌종양, 후두암 등의 치료에도 활용 가능합니다. 약재의 종류와 효능에 따라 다양한 질환의 치료에 응용할 수 있으며, 마음을 안정시키는 데에도 좋아 정신과 질환에도 도움이 됩니다.

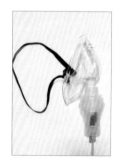

네뷸라이저

---

11) 에어로졸(aerosol) : 연기나 안개처럼, 대기 중에 고체 또는 액체의 미립자가 분산되어 있는 부유물

한의원하면 제일 먼저 떠오르는 것은 아무래도 침과 한약일 거예요. 그만큼 한의학의 원리를 담고 있는 중요하고 효과적인 치료법이기도 하고요.

하지만 혹시라도 침 맞기가 겁이 나서, 한약은 쓰고 맛이 없으니까 한의원에 가기 싫었다면, 너무 걱정하지 마세요. 요즘은 증류탕약처럼 먹기 쉬운 한약도 있고, 전자침이나 레이저침처럼 아프지 않은 침도 있습니다.

위에서 소개한 다양한 치료법도 있고요.

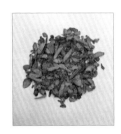

강황
: 카레 요리의 향신료로 쓰이는 강황은, 뿌리줄기 부위를 한약재로 사용한다.
: 통증을 줄여주고 월경불순에 효과가 있다.

Q2

한의학 치료의
장점은 무엇인가요?

A 구체적인 질환의 예를 하나 들어볼까요.
자궁근종은 자궁에 생기는 양성종양으로 여성에게 발생하는 종양 중에서 가장 흔합니다. 35세 이상의 여성 중 약 20%가 가지고 있을 만큼 주위에서 쉽게 접할 수 있는 질환이죠. 자궁근종은 증상이 없는 경우가 있는 반면, 생리통 · 월경과다와 월경기간의 연장 그리고 골반에 통증이 있는 증상이 있기도 합니다. 대부분 정기검진을 통해 추이를 지켜보다가 증세가 심해지면 근종을 절제 수술하는 방식으로 치료합니다. 자궁의 크기가 지나치게 커지거나 생리양이 지나치게 많아 심각할 때 자궁 자체를 제거하기도 하고요.

한의학에서는 자궁근종으로 인한 생리통과 월경과다를 조절하는 치료를 합니다. 근종을 절제한 후에도 여전히 월경과다 및 통증이 계속되는 경우도 종종 있는데 이를 치료하기도 합니다. 이때는 이미 근종을 제거했기 때문에 생리통과 월경과다의 원인을 더 이상 근종으로 볼 수 없고, 더 이상은 양방의학으로 치료가 불가능할 때도 있습니다. 하지만 한의학으로는 근종이 아닌 다른 원인을 찾아내고, 그에 따라 치료가 가능할 때가 많습니다.

한약을 복용하거나 침, 뜸, 약침 등의 다양한 치료법을 활용해서 근종을 줄이기도 합니다. 물론 수술로 절제하는 것이 근종을 제거하는 가장 효과적인 방법입니다. 하지만 아무리 작은 수술이라도 몸에 무리가 되기 마련이죠. 특히 몸이 약한 사람이라면 더욱 힘든 과정일 수 있기 때문에, 그럴 때 수술하는 것은 부담스러울 수 있습니다. 만약 생활하는데 크게 불편하지 않을 만큼 관리가 된다면 굳이 수술을 할 필요가 없을 거예요.

근종이 다발성으로 자궁의 여러 부위에 많이 퍼져 있다면, 수술로도 근종을 말끔하게 제거할 수 없는 경우도 있습니다. 한번 절제한 이후에도 또 재발하여 근종이 생기고 수술을 여러 번 반복해야 할 때도 있고요. 실제로 한번 근종을 제거해도 반복해서 근종이 생기는 여성들이 적지 않습니다. 이로 인해 월경양이 너무 많아 빈혈 등 다른 질환이 생기거나 통증으로 힘들어하는 것을 참으면서 수술을 피할 필요는 없습니다. 하지만 이렇게 불편한 증상을 어느 정도 조절할 수 있다면, 그래서 일상생활에 문제가 없다면 수술을 하지 않아도 되겠죠. 적어도 여러 번 해야 할 수술의 횟수를 줄일 수는 있을 것입니다.

재발 없는 완전한 치료란 쉽지 않습니다. 자궁근종 뿐 아니라 관절 질환도 마찬가지입니다. 현대의학이 날로 발전하고 있지만, 그저 생활에 큰 불편이 없도록 관리하는 보존치료나 대증치료를 하는 경우도 의외로 많습니다. 보존치료의 사전적 의미는 '더 위험이 있는 치료보다 이득은 적지만, 치료로 인한 해를 피하도록 고안된 치료법' 입니다. 비슷한 의미로 대증치료라는 말도 있어요. 대증치료란 '병의 원인을 찾아 없애기 곤란한 상황에서, 병의 증상에 대응하여 처치하는 치료법'을 말합니다. 즉, 우리 몸에 나타나는 불편하고 아픈 증상을 줄이기 위한 치료법입니다. 열이 높을 때에 해열제를 쓰는 것도 이에 속합니다. 감기가 걸려 콧물, 재채기가 날 때 자주 쓰는 항히스타민제 역시 대표적인 대증치료의 한 방법이라고 할 수 있습니다. 감기를 일으키는 바이러스는 100여 종이 넘으며 이 바이러스에 대한 백신도 치료약도 없습니다. 그저 감기로 나타나는 고열, 콧물 등의 증상을 줄이는 약이 있을 뿐이죠. 이렇게 우리가 치료법으로 알고 있는 많은 것들이 대증치료에 해당됩니다.

모든 수술에는 위험이 따르고, 부작용이 생길 수 있습니다. 그렇기 때문에 증상이 심각하지 않으면 수술을 되도록 나중으로 미루고 피하기도 합니다. 이는 비단 환자 뿐 아니라 의사 입장에서도 마찬가지인데요. 무릎 인공관절 수술도 한번 하면 평생 무릎 건강에 대한 걱정 없이 지낼 수 있는 영구적인 치료법이 아닙니다. 이 수술을 받은 환자의 약 90%는 평균 15년에서 20년까지 인공관절을 사용한다고 하는데요. 30년까지 오랜 기간 사용하는 사람도 있고, 부작용으로 인해 10년도 되지 않아 재수술을 하는 경우도 있습니다. 개인에 따른 차이가 있는 것이죠. 이는 개개인의 건강 상태, 수술 후 재활과 관리를 얼마나 잘하는지 등 여러 가지가 영향을 줍니다. 첫 수술을 60대에 한 사람에 비해, 40대에 이미 수술을 한 번 받았다면 70대에 또 수술을 받을 가능성이 높아지겠죠. 다시 재수술을 하면 그만큼 몸에도, 아픈 부위에도 부담이 갈 거예요. 그렇기 때문에 생각보다 많은 질환에서 보존치료, 대증치료를 하는 것입니다.

아직 어리고 건강한 학생들은 잘 이해가 가지 않지요? 아프면 약 먹고 수술하면 간단할 것 같은데, 보존치료를 왜 하는지 이상하다고 생각할 수도 있어요.
하지만 부모님 혹은 할아버지 할머니를 한번 유심히 살펴보세요. 여기 아프다 저기도 아프다 하면서, 왜 치료를 안 하고 매일 아프시다는 건지 속이 상할 때도 있을 거예요. 나이가 들면 인체의 재생이나 회복 능력도 떨어집니다. 그렇기 때문에 수술을 한 후에도 쉽게 예전처럼 활동하지 못하고 회복하는 기간이 오래 걸리고,

몸의 전반적인 체력이 떨어지기도 하죠. 이로 인해 오히려 생각지 못한 다른 곳이 아플 수도 있어요. 노인에게는 암, 중풍보다 관절염이 더 무서운 질병이라는 말도 여기에서 나옵니다. 평상시 관절이 튼튼하던 분이라도 빙판길에 넘어지는 사고로 오랫동안 제대로 움직이지 못하다 보면, 근력이 급속도로 떨어지고 몸의 균형은 깨지고 순환이 나빠져 더 큰 병이 오기도 합니다. 수술도 마찬가지예요. 수술 후 금방 회복되는 젊은이들과는 달리 회복이 더딘 노인들은 수술 자체가 부담으로 다가올 때가 많아요. 꼭 필요한 수술은 당연히 해야겠죠. 하지만 수술이 유일한 치료방법이 아니라면, 좀 더 시간을 두고 생활에 힘들지 않을 만큼 관리를 하는 치료도 때로는 좋습니다.

한의학은 이런 면에서 우수한 치료방법이 많습니다.
일반적으로 보존치료 혹은 대증치료는 소극적이고 완벽하지 않는 치료법으로 생각하기 쉽습니다. 질병의 원인을 찾아 그것을 제거하는 것만이 진정한 치료라고 여기기도 하죠.
하지만 원인을 모르는 질병도 많고, 원인을 안다 해도 직접적으로 그 원인을 제거할 수 없는 경우도 많습니다. 한국인의 사망원인 1위인 암 역시 암을 유발하는 바이러스나 발암물질이 어느 정도 알려져 있지만, 구체적인 원인은 명확하지 않죠. 생리통과 생리과다의 원인을 자궁근종으로 판단하고 제거하면 깨끗하게 나을 것 같지만, 때로는 수술을 통해 근종이 없어진 이후에도 여전히 생리통과 하혈이 지속되는 경우도 있어요.

"빈대 잡으려다가 초가삼간 태운다"는 속담이 있습니다. 우리 몸이 초가삼간이고, 병의 원인이 빈대라고 비유해 봅시다. 병의 원인인 빈대를 없애는 것도 중요합니다. 하지만 이를 위해 집이 타버린다면, 즉 우리 몸이 큰 위험에 빠진다면 빈대를 잡는 것은 아무의미가 없을 거예요.

하나의 질병 혹은 우리 몸 어느 한 부분의 문제를 집중적으로 살피는 양방의학에 비해 한의학은 좀 더 몸 전체를 종합적으로 관찰하고 치료합니다. 오장과 육부, 그리고 인체의 각 부분이 유기적으로 연결되어 있고 서로 영향을 주고받는다는 것에 중점을 두는 것이죠.

요즘은 암으로 고생할 때도 한의학 치료를 함께 받는 환자들이 늘어나고 있습니다. 암 치료를 할 때 많이 쓰이는 항암제, 방사선 치료는 암세포 뿐 아니라 정상 조직의 세포까지 손상시키는 경우가 많습니다. 머리가 빠지거나 소화가 안 되고 식욕이 떨어지는 것 등이 대표적인 부작용인데요. 이것이 단기적인 부작용에 그친다면 다행이지만, 어떤 환자에게는 돌이킬 수 없는 체력저하와 고통으로 이어지기도 합니다. 이로 인해 아예 항암치료를 포기하는 경우도 생기고요.

한방 치료는 이러한 항암치료의 부작용을 줄여주는 효과가 있습니다. 계속해서 항암치료를 이어갈 수 있게 도와주는 체력증진 측면에서도 효과석이고요.

한의학이 이러한 보조적인 치료법만 가지고 있는 것은 아닙니다. 암세포에 직접적으로 작용하고 항암 효과가 있는 한약을 비롯한 많은 치료법이 있어요. 이러한 한방치료는 양방 항암치료에 비해 부작용이 적고 몸에 부담도 적게 주기 때문에 항암제와 방사선 치료로 효과를 보지 못할 때 적극적인 암 치료로도 활용됩니다.

앞서 이야기한 근골격계 질환도 마찬가지입니다. 단순히 통증을 줄여주는 것뿐 아니라 실질적으로 손상된 근육·관절의 회복과 재생을 도와주는 다양한 한의학적 치료방법이 있습니다. 이를 치료하는 과정에서 근골격계의 문제와 더불어 몸의 전반적인 상태 를 파악하고 함께 치료할 때도 있어요. 예를 들어, 소화기능이 약해서 제대로 먹지 못하고 그나마 섭취한 음식물도 흡수가 잘 되지 않아 뼈와 근육에 충분히 영양분을 공급해주지 못하는 환자라면 만성적인 관절 질환에 시달릴 수 있겠죠. 당장 아픈 부위를 치료해서 낫더라도, 이후에도 쉽게 손상되고 잘 낫지 않는 과정이 반복될 수 있습니다. 이럴 때는 소화 기능을 좋게 하고 관절과 근육까지 순환이 잘 되도록 도와주면 더욱 효과가 좋을 것입니다. 한의학 치료는 이처럼 부분이 아니라 전체를 함께 보고, 보다

근본적인 치료를 할 수 있는 장점이 있습니다.

물론 한방치료로는 암 혹은 자궁근종 같은 종양이 생기면 수술로 제거하는 것만큼 빠른 효과를 내기 어렵습니다. 그렇기 때문에 많은 질병의 치료에 있어 양방의학을 먼저 떠올리고 병원을 찾게 되는 것이겠죠.

그렇지만 이것만으로는 부족한 것이 분명히 있습니다. 수술로 제거하는 것이 완벽한 치료법이라고 생각할 수 있지만, 이후에도 몸 상태가 좋아지지 않는다면 언제라도 새로운 종양이 자랄 수 있으니까요. 게다가 항암제처럼 종양을 없애기 위한 치료법이 오히려 우리 몸의 다른 부분을 약하게 하기도 합니다.

그런 측면에서 양방의학으로는 불완전한 치료를 한의학이 채워줄 수 있습니다. 이것이 우리나라 뿐 아니라 세계에서도 점점 한의학의 우수성을 인정하고 한의학 치료법을 연구하고 찾는 이유일 것입니다.

Q3

한의사는
어느 시대에 생긴
직업인가요?

A 문헌에 기록된 바에 따르면, 삼국시대에 최초로 한의학이
우리나라에 전파되었다고 합니다. 561년, 중국 오나라에서 고구
려에 의약서적 164권을 전한 데서 비롯되었다는 것인데요.

이에 대한 반대 의견도 있습니다. 한의학은 중국으로부터 전해진
것이 아니라, 이미 단군 시대부터 시작되었다는 것이죠.

단군의 어머니인 웅녀가 동굴에서 쑥과 마늘을 먹으면서 견뎌 인
간이 되었다는 이야기는 다들 알 거예요. 쑥은 한약재로는 애엽
이라 하는데 월경 불순, 불임 등 특히 여성에게 좋아 많이 사용됩
니다. 마늘은 대산이라고도 하는데, 영양이 풍부할 뿐 아니라 항
균, 소염, 항암 작용도 있습니다. 동의보감에서는 몸이 찬 증상에
좋고 소화기관인 비위를 튼튼하게 한다고 이야기합니다. 이처럼
한의학의 시작은 우리 민족의 시작과 함께 오랜 기간에 걸쳐 발전

했습니다.

동의보감을 지은 허준도 임금이나 왕족의 병을 치료하는 '어의'의 자리까지 올랐었죠. 이러한 직책은 삼국시대에도 있었습니다. 고구려의 '시의', 백제의 '의박사'가 그것입니다.

갑오개혁 이후 서양문물이 들어왔지만 대한제국 시대(1897~1910)만 해도 양의사와 한의사가 동등하게 의사로 활동했습니다. 고종과 순종도 양의사와 한의사 모두에게 치료를 받았죠. 하지만 일제가 세력을 넓히면서, 한의학 말살정책이 본격적으로 진행됩니다. 서양의학 중심으로 교육과 제도를 바꾸었으며, 한의학은 배제시켰습니다. 또한 한의사는 침술사, 구술사 및 의생 등으로 조각조각 나누어 의사로서의 지위를 뺏었죠. 침술사는 침을, 구술사는 뜸을, 의생은 한약을 위주로 치료할 수밖에 없도록 그 분야를 제한했습니다. 뿐만 아니라 한의학을 미신으로 치부하면서, 서양의학에 비해 부족하고 결국은 사라져야 할 비과학적인 의학으로 매도했습니다. 전쟁을 치르면서 한의학의 필요성을 느낀 일제가 잠시 한약 재배와 연구에 힘을 기울이기도 했지만, 그야말로 필요할 때만 이용한 꼴이었어요.

광복 이후가 되어서야 한의과대학이 설립되었으며, 이후 11개의 한의과대학과 1개의 한의학 전문대학원이 차례로 세워지게 되었습니다.

한의사와 침구사는
무엇이 다른가요?

Q 4

A 침구사 제도는 일제강점기에 도입되었습니다. 1914년
조선총독부는 일본의 제도를 들여와 '안마술, 침술, 구술영업취체
규칙'을 제정했지요. 공식 자격시험도 없는 허술한 방식이었습니
다. 이것이 1944년에 안마사, 침사, 구사로 명칭이 바뀌게 됩니다.
광복 후 1946년, 일제가 제정했던 규칙은 효력이 정지되어 침사,
구사는 신규 자격 부여가 중단됩니다. 1962년에 이르러 침구사 제
도는 폐지되었고, 해방 이전에 자격을 취득한 침구사에 한해서만
침구시술을 할 수 있도록 하고 있습니다.

그리고 1951년 9월 국민의료법 제정으로 침구 분야를 포함한 전
통의학을 전문으로 하는 인력으로 한의사를 규정했습니다. 한
의과대학에서 전문적인 교육을 마친 한의사가 배출된 것이죠.

일제강점기 이전인 대한제국 시기에 최초의 근대식 관립 한의학 교육기관이 세워지기도 했습니다. 1904년에 고종에 의해서 설립된 동제의학교가 바로 그것입니다. 하지만, 3년 후인 1907년 헤이그 밀사사건으로 인해 고종의 지원이 어려워지게 되면서 문을 닫고 말았죠. 이후 일제에 의해 한의학이 배제되면서 한의학의 근대적인 교육은 이루어지지 못했습니다. 침사와 구사는 이 시기에 일시적으로 생겨난 직업이죠.

침 혹은 뜸 시술만 제한적으로 할 수 있는 침사, 구사와는 달리 한의사는 한약 처방, 추나를 비롯한 다양한 한의학 의료 행위를 할 수 있습니다.

한국표준산업분류에 따르면 한의원은 보건업 중 의원에 속하고, 침술원 등은 '기타 보건업' 중 '유사 의료업'에 속합니다. 지압 시술소 역시 '유사 의료업'의 하나입니다.

한국표준직업분류에 따르면 한의사는 '의료 진료 전문가'인 반면, 침사는 '기타 치료·재활사 및 의료기사'에 속합니다. '기타 치료·재활사 및 의료기사'에는 언어치료사, 음악치료사, 미술치료사, 원예치료사 등이 포함됩니다.

한약사, 한약업사는 무엇인가요?

Q 5

A 약사법에 따르면, 한약사는 '한약 및 한약제제에 관한 약사 업무를 담당하는 자로서 보건복지부장관의 면허를 받은 자'를 말합니다.

한약과 한약제제의 생산제조·가공 및 조제·투약, 그리고 유통·판매 등과 관련한 일을 합니다. 이때 한약제제란 한약을 한방원리에 따라 배합하여 제조한 의약품을 뜻합니다.

한약학과는 1996년 처음 신설되었으며, 한약학과를 졸업하고 학사 학위를 받은 사람으로서 한약사 국가시험에 합격한 뒤 면허를 받아야 한약사가 될 수 있습니다.

한약사는 약국을 개설하거나 한의원 또는 약국에 취업할 수 있습니다. 제약회사나 한약품 생산·유통회사에서 일하기도 하고, 한약학 관련 연구원이나 약무직 공무원이 될 수도 있죠.

한약사 이전에는 한약업사가 비슷한 업무를 담당했는데요. 한약업사는 한약방에서 기존 한약서에 실린 처방 또는 한의사의 처방에 따라 한약을 혼합 판매하는 일을 합니다.

한약업사 자격시험은 고등학교 이상의 학교를 졸업한 자로서 한의원이나 한약 취급업소에서 5년 이상 근무한 경력자를 대상으로 했는데, 이 시험은 1983년을 마지막으로 더 이상 시행되지 않습니다.

한약사가 4년제 한약학과를 졸업한 뒤 면허를 취득해야 하는 것과 차이가 있죠.

한국표준산업분류에 따르면 약국과 한약방은 모두 '도매 및 소매업'의 하위분류인 '의약품 및 의료용품 소매업'에 속합니다.

한의사와 중의사는
무엇이 다른가요?

Q6

A 한의학은 역사적으로 우리나라를 비롯하여 중국, 대만, 일본 등 아시아권에서 발달해왔습니다. 서양에 문호가 개방되면서 각 나라가 조금씩 다른 방식으로 양방의학을 받아들였기 때문에 그만큼 한의학과 한의사의 현재 위치도 조금씩 다른데요.

일단 우리나라 한의학(韓醫學)의 한자부터 살펴보겠습니다. 이때 '한(韓)'은 대한민국을 의미합니다.

한때 우리말로는 같은 한의학(漢醫學)이지만 한문으로는 다르게 표기했어요. 이 '한(漢)'은 중국의 한나라·한족을 뜻하기도 하고, 한문·한자 등의 단어에도 쓰이는 글자입니다. 일제가 한의학을 억압하고 낮추어 보면서 한의학(漢-)이라는 글자로 표기했는데요, 해방 이후에도 그 잔재가 남아 한동안 이렇게 쓰였습니다.

우리나라 고유의 자주적인 의미를 담아 한의학(韓–)으로 바꾼 것은 1986년으로 그리 오래되지 않았어요.

중의학은 고대 의학 서적인 황제내경을 비롯하여 난경, 상한잡병론 등 오늘날 한의학을 공부하는 학생들에게도 널리 알려진 책과 오랜 역사를 갖고 있습니다. 본초강목, 황제내경은 2011년 유네스코 세계기록유산으로 등재되기도 했죠. 이보다 1년 전인 2010년에는 '중의 침구'가 유네스코 세계무형문화유산에 오르기도 했습니다. 침구란 한의학의 대표적인 치료법인 침과 뜸을 뜻합니다. 중국 중의약관리국은 2006년부터 중약, 침구, 중의이론 등 8가지 분야를 '중의'라고 이름 붙여 문화유산 등재를 추진해 왔으며, 침구 분야를 우선적으로 신청하여 성공했습니다. 중국 정부의 적극적인 지원과 노력 덕분에 가능한 일이었죠.

중국의 의사 제도는 중의, 서의, 중서 결합의로 나뉩니다. 우리나라로 보자면 한의사에 해당하는 것이 중의이고, 양방의사를 서의라고 하죠. 중서 결합의는 한의사와 의사 면허를 모두 가진 복수 면허 의료인과 비슷하다고 볼 수 있습니다. 다만 중의사 혹은 서의사가 2~3년의 추가 교육과정을 받으면 중서의 결합의가 될 수 있다는 과정은 조금 다른데요. 이는 이미 중의사 교육과정에 서의 교육과정이 포함되어 있고, 서의사 교육과정에서도 역시 중의 교육과정을 배우는 차이점이 있기 때문에 가능합니다.

우리나라는 한의대 교육과정에서는 양방의학 과목을 배우지만, 의대 교육과정에 한의학 과목은 없죠. 또한 복수면허 의료인이 되려면 한의대와 의대 과징을 각각 모두 마쳐야 합니다. 한의사 면허가 있어도 의사가 되려면 다시 의과대학 혹은 의학전문대학원에 들어가는 과정을 거쳐야 하죠.[12]

우리나라 학생들 중에도 중의사의 진로를 꿈꾸는 경우가 있을 거예요.

중국에서는 1998년 의사 자격증을 부여하는 의사 국가시험이 최초로 시작되었으며, 이때는 자국 국민인 중국인에게만 먼저 실시되었습니다. 이후 2002년부터 외국인 졸업생도 중국 의사 국가시험에 참여할 수 있게 되었어요. 즉, 우리나라 국민이 중의대학으로 유학을 가서 공부를 마치면 중의사가 될 수 있는 시험을 볼 수 있게 된 것이죠.

중의대학은 2~5년 과정의 단과대학 또는 7년 과정의 석사과정 등으로 다양합니다. 중의사 면허를 취득하기 위한 조건도 어떤 대학을 나왔는지에 따라 다르죠. 중의대학에 입학하는 것은 우리나라에서 한의과대학에 들어가는 것보다 상대적으로 쉽다고 해요.

---

12) 일부 한의과대학은 의사 편입생을 허용하기도 합니다. 의사 면허증을 가진 후, 한의학과 예과 과정을 거치지 않고 본과로 편입하여 4년 과정을 마치면 한의사 시험을 볼 수 있는 자격이 주어집니다.

우리나라에서는 성적이 상위권 학생들이 한의과대학을 진학하는 것에 비해 중의대학은 그만큼 높은 성적이 필요하지는 않다는 의미죠. 하지만 중의대학 과정을 마치고 졸업하여 중의사 면허시험에 합격하는 것은 전체 중의대학에 입학한 학생들 중 일부라고 합니다. 입학에 비해 졸업과 중의사 시험을 통과하는 것은 훨씬 어렵다고 해요. 자국민인 중국 사람에게도 어려운 과정이니, 다른 나라에서 유학 가서 공부하는 외국인에게는 더욱 노력이 필요한 과정이겠죠.

다만 중국에서 한의학을 공부해서 중의대학을 졸업한다고 해서 우리나라에서 한의사 국가시험을 볼 수는 없기 때문에, 국내에서 한의사로 활동할 수는 없습니다.

**한의사, 그리고
한의학의 미래는
어떤가요?**

Q7

A 먼저 우리나라의 의료실태에 관한 자료를 소개하고자 합
니다. '2016 건강보험통계연보'에 따르면 2016년 요양기관 근무
인력은 355,535명이고, 직종별로는 간호사 50.6%, 의사 27.5%,
약사 9.5%, 치과의사 6.8%, 한의사 5.6% 순이었습니다.
2009년 이후 연평균 증가율은 간호사(7.8%), 한의사(2.9%), 의사
(2.5%) 순이었죠.

2016년 요양기관 수는 89,919개로 1년 전인 2015년에 비해 1,756
개 기관이 늘어 2.0% 증가했습니다. 이 중 의료기관은 76.2%,
약국은 23.8%였습니다. 한의원은 전년 대비 255개가 늘어
13,868개, 한방병원은 22개가 늘어 282개였죠.

보건복지부에서 발간한 '2017 보건복지통계연보'에 따르면, 2016년 기준 인구 10만 명당 병·의원 수는 126.8개로 1년 전인 2015년보다 2.5개 증가했습니다. 여기에는 한의원도 포함되어 있습니다.

인구 10만 명당 의료 면허를 소지한 의사 수는 2016년 230명으로 10년 전에 비해 48명이, 간호사도 232명 늘어났죠. 의사 수에는 한의사를 비롯하여 의사, 치과의사 모두 해당됩니다.
의료기관에서 환자를 진료하거나 활동 중인 의사 1인당 국민 수는 2016년 440명으로 지난 10년간 148명 감소했습니다. 의사 수가 증가함에 따라, 의사 한 명이 담당하는 환자의 숫자는 줄어든 것이죠.

이처럼 의료기관과 의사의 수는 점점 증가하는 추세입니다. 한의사도 마찬가지고요.

2016년 65세 이상 노인은 676만 명으로 전체 인구의 13.2%였으며, 10년 뒤인 2025년에는 천만 명이 넘으면서 인구 5명 중 1명이 노인일 것으로 전망됩니다. 이는 전체 인구의 20%에 달하는 비율이죠.

아무래도 젊은 사람보다는 나이가 들수록 몸이 불편하고 질환이 생기기 쉽고, 병의원을 찾는 횟수가 증가합니다.

고용정보원에서도 '2017 한국직업전망'을 통해 향후 10년간 한의사의 고용은 증가할 것으로 전망했습니다.

이러한 전망에는 인구의 고령화 같은 사회적인 현상을 바탕으로, 생명과 건강을 중시하는 사람들의 의식변화도 영향을 주었습니다. 21세기를 살아가는 여러분들에게 6·25전쟁이나 못 먹고 못 살던 과거는 책에서나 볼 수 있는 옛날 옛적일이고 전혀 와 닿지 않을 거예요. 하지만 여러분들의 부모님, 할아버지 할머니는 그 시대를 살아오셨죠. 그때는 지금처럼 물자가 풍부하지 않았고 좋은 음식, 나쁜 음식을 가려가며 먹을 만한 여유도 없었어요. 그만큼 건강에 신경 쓸 여력이 충분하지 않았죠. 하지만 지금은 웰빙시대 입니다. 육체적인 건강 뿐 아니라 정신적 건강까지 생각하고, 보다 행복한 삶을 추구하는 문화가 자리 잡고 있어요.

그저 오래 사는 것만 바라는 사람은 없겠죠. 수명이 길어지는 것 못지않게 중요한 것은 건강입니다. 요즘은 70~80대는 되어야 노인이다, 진짜 나이는 현재 나이에 0.8을 곱해야 할 정도로 젊어졌다는 의견도 있습니다. 예를 들어, 지금 50세인 사람의 경우 0.8을 곱한 수치인 40세가 실제 나이로, 이는 이전 시대의 40세만큼 건강하다는 뜻이죠. 불과 20~30년 전만 해도 61세가 되면 환갑이라고 해서 잔치를 벌일 정도로 크게 의미를 두었습니다. 그만큼 과거에는 지금에 비해 평균 수명이 길지 않았고 장수하는 사람도 적었습니다. 그러나 이제는 백세시대라고들 하죠. 수명이 늘어난 것 못지않게 젊고 건강해졌습니다.

하지만 냉정히 생각해보면 수명이 늘었다고 해서 유아기, 아동기, 청소년기의 기간이 늘어난 것은 아닙니다. 성인기와 노년기가 늘어난 것이죠. 즉, 이미 노화가 진행되고 있는 상태의 기간이 길어진 것입니다. 그렇기에 성인이 되고 난 이후에 얼마나 건강하게 오래 살 수 있느냐가 관건인데요.

이로 인해 질병이 걸리고 난 이후의 치료도 중요하지만, 질병이 걸리기 전 예방하고 건강을 보호·증진하는 것에 대한 관심이 날로 높아지고 있습니다. 질병 치료 이후의 재활도 중요하고요. 예를 들어 무릎 관절 수술 혹은 허리 디스크 수술을 하고나면 끝이라고 생각하지만 실제로는 그렇지 않습니다. 재활치료를 하고, 상태에 맞는 적당한 운동을 해서 수술한 관절과 척추 외에도 주위 근육을 튼튼히 해야 합니다. 그래야 아팠던 부위에 부담이 덜해지고 재발하는 것도 방지할 수 있으니까요. 이렇게 사전 예방적이고 포괄적인 보건의료 서비스에 대한 수요가 증가하고 있습니다.

이런 측면에서 한의학 치료는 큰 도움이 되고, 이에 따라 한의사의 수요도 증가한다는 전망이 나옵니다.

이렇게 평균수명과 노년기가 길어지고 건강에 대한 사람들의 관심이 증가하는 것은 그만큼 한의학에 대한 수요가 늘어날 가능성을 높여주는데요.

또한 웰빙 문화에 대한 관심이 높아짐에 따라 아토피, 알레르기, 비만, 산후부종, 스트레스 감소 등을 위한 건강법이 주목을 받고 있습니다. 이를 위해 자연에 기반을 둔 치료방법이 각광받게 되었고, 이를 대표하는 것이 한의학이죠. 예전에는 한의원에서 근골격계 질환만 치료한다는 인식이 있었던 반면, 이제는 피부와 미용, 그리고 정신 건강 등을 전문으로 하는 한의원도 많아졌습니다.

그렇기 때문에 의료 선진국인 미국 뿐 아니라 유럽지역에서도 한의학에 대한 관심이 높으며, 한의학 연구를 하고 있습니다.

또한 예전에는 한약이 주로 쓴맛이 그대로 느껴지는 물약이었으나, 요즘은 짜먹는 연조제를 비롯하여 알약 등 다양한 제제로 간편하게 복용할 수 있게 발달했습니다. 건강보험이 적용되는 범위도 점점 늘어나 비용의 부담도 줄어들었고요.
이처럼 사회 문화의 흐름과 함께 한의학 치료에 대한 접근성이 좋아지면서, 한의학 수요는 증가하고 있는 상황입니다.

물론 주류인 양방의학 시장이 점차 그 범위를 넓혀가고 이미 한의학 시장은 포화되었다는 의견도 있습니다.
세계적으로 한의학에 대한 관심이 높아지고 해외로 진출하는 한의사가 많아진 것에 대해서도 긍정적인 평가가 있는 반면, 국내 시장에서의 한계 때문이라는 부정적인 평가도 있죠.

하지만 좀 더 넓은 눈으로 본다면 세계적인 한의학 연구와 성장은 그만큼 한의학이 인정받고 한의학에 대한 수요가 증가하고 있음을 보여주는 증거입니다. 이는 오랜 시간 한의학을 지키고 발전시켜왔던 우리나라에도 좋은 영향을 끼치리라 예상됩니다. 이미 중국은 커지고 있는 세계의 한의학 시장을 선점하려고 정부 차원에서도 지원과 노력을 아끼지 않고 있습니다. 우리나라의 한의학 역시 중국 못지않게, 아니 그보다 더 뛰어난 기반과 능력이 있는 만큼 세계 시장에서도 점점 더 위상을 높여갈 것입니다. 물론 이를 위해서는 한의사 개개인 뿐 아니라 한의학 관련된 정책 등 다방면에서의 노력이 필요하겠죠.

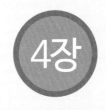

4장

나의 진로, 직업 이야기

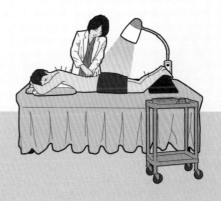

한의사에 대한
무지, 오해

Q 1

A 저는 고등학교를 졸업하고 바로 한의대에 들어가지 않았습니다. 제가 어렸을 때는 직업체험을 할 수 있는 곳도 없었고, 정보를 얻을 수 있는 길이 별로 없었어요. 지금은 당연한 것처럼 보이는 인터넷의 발달도 대학을 간 이후의 일이었으니까요.
한의원을 딱 한번 가보았는데 다른 병원과 그리 다른 점을 느끼지도 못했습니다. 그저 고등학교 수험생일 때 어머니 손에 이끌려 몸을 튼튼히 하는 보약 한 재를 지어왔을 뿐이었죠.

한의사가 무슨 일을 하는지, 의학과 한의학의 차이가 무엇인지도 몰랐어요.
물론 직접 그 일을 해보기 전까지 겉으로만 볼 때는 모르는 것이 많을 수밖에 없습니다. 하지만 예전에는 지금에 비하면 훨씬 더

정보를 구하기 힘들었고, 그렇다고 제가 한의사 직업에 관심이
많아 적극적으로 알아보려는 노력도 하지 않았으니까요.
다만 어머니께서 대학 학과를 고민하는 저에게
"한의대는 어때?"
라는 말씀을 스치듯이 하셨을 뿐이었고, 그때 저의 대답은
"한의사는 할아버지들이 하는 일 아냐?" 였습니다.

지금의 학생들이 생각하기에는 황당하고 이해가 안 되죠?
그만큼 한의사라는 직업에 대해 무지했어요, 고등학생 때의
저는요.

한의학을 선택한 계기

Q 2

A 고등학교 시절에는 구체적인 꿈도 없었고, 그저 공부를 열심히 해서 좋은 대학에 들어가는 것이 목표의 전부였습니다. 그래서 전공보다는 학교 선택이 먼저였고, 서울대학교를 들어가게 되었죠.

하지만 특별히 좋아하는 분야도 싫어하는 분야도 없던 저에게는 그렇게 떠밀리듯 선택한 전공도 재미있었어요. 대학원을 들어가서 공부를 계속해볼까 라는 생각까지 했으니까요.

하지만 막상 대학 졸업시기가 다가오자, 그렇게까지 오랜 기간 공부를 하고 싶지도 않았고 빨리 졸업해서 사회에 나가 돈을 벌고 싶었습니다.

그렇게 선택한 것이 인터넷 검색포털 회사였어요. 지금의 네이버, 다음(daum)을 떠올리시면 쉽게 이해가 갈 거에요. 그 당시는 많은 IT(Information Technology; 정보통신 기술) 회사들이 생겨나고 발전하기 시작할 무렵이었죠. 하루에 12시간을 넘게 컴퓨터 앞에서 일을 했어요. 점심은 10분 만에 먹고, 화장실 가는 것도 참고 참았다가 갈만큼 일하는 시간이 길었어요. 야근도 거의 매일 했고요. 이후 이직을 해서 휴대폰 소프트웨어 전문기업에서 근무했습니다. 러시아, 이집트, 두바이, 영국, 중국 등 세계 여러 곳으로 출장도 갔어요. 한국방송통신대학교에서 컴퓨터과학과를 전공하며 공부도 병행했어요. 힘들지만 재미있었죠. 하지만 무리한 탓인지 몸은 점점 약해져 갔습니다.

그렇게 몸이 안 좋아지면서, 회사를 그만두게 되었죠.

잠시 쉬었다가 다시 복귀하려고 했지만, 금방 회복되지 않았어요.

그러다가 결심을 했죠. "내 몸은 내가 고치자"고요.

그래서 뒤늦게 한의대에 다시 입학했습니다.

그런데 왜 의대를 가지 않고 한의대를 선택했냐고요?

직장을 그만두고 쉬는 동안, 이런저런 통증과 증상들로 병원을 많이 다녔어요.

하지만 고가의 검사만 많이 하고 병의 이름은 알게 되었지만 치료 방법이 없다는 설명을 들을 때가 많았죠. 주기적으로 검사하면서 추이를 관찰하는 것이 최선이라고요. 물론 몸에서 나타나는 이런저런 증상의 원인이 무엇이다 라는 것을 알게 된 것은 좋았어요. 하지만 마땅한 치료법이 없다면 굳이 왜 계속 비싼 검사를 받아야 하는 걸까 하는 의문이 생겼죠. 다른 증상으로 간 병원도 마찬가지였어요. 오랜 기간 꾸준히 병원을 다녔지만 별다른 치료 효과를 보지 못했고, 오히려 오진으로 약을 잘못 복용하기도 하고 부작용을 겪기도 했어요. 양방의학에 대한 회의와 한계를 느끼게 되었죠.

한의대 생활,
한의학 공부

Q

3

A 저는 '과학으로 증명할 수 없는 일은 없다'고 생각하는 이과생이었어요. 현재의 과학으로 입증하지 못하더라도 나중에는, 더욱 과학이 발달한 이후에는 모두 과학으로 설명이 가능하리라고 믿었죠.

그런 이과생이 한의대에 들어갔으니, 음양오행이니 기(氣)라느니 웬 옛날 구닥다리 이야기인가 싶었을까요?

아뇨, 제 경우는 그렇지 않았어요.

미신 같다거나 비과학적이라거나, 근거가 없는 허무맹랑한 이야기로 생각되지 않았어요.

오히려 논리적이고, '내가 모르는 다른 세계가 있었구나, 나는 너무 좁은 틀에 갇힌 우물 안 개구리 였구나' 싶었어요.

어릴 때, 아마 초등학교 무렵이었을 거예요. 책에서 이런 문구를 본 적이 있었어요.

"1+1=2는 변하지 않는 진리일까요?
 1+1은 0이 될 수도, 혹은 1이, 때로는 2가 될 수도 있습니다."

그때는 이해가 가지 않았어요.
수학적으로 볼 때 1+1은 2인 것이 불변의 사실인데 0이나 1도 될 수 있다니, 궤변 같이 느껴졌죠.

하지만 이렇게 생각해볼까요?
작은 컵에 담긴 물 두 잔을 큰 컵에 부어 함께 모으면 다시 물은 한 잔이에요. 이때 1+1은 1이 됩니다.
양수 1과 음수 1이 더해지면 0이 되기도 하죠.
이뿐 아닙니다.
이진법으로 볼 때, 1+1은 10으로 표기합니다. 이처럼 1+1은 다시 1이 되기도, 0이 될 수도, 10이 될 수도 있습니다.
억지 같나요? 하지만 실제로 최첨단 과학기술이 모여 있는 컴퓨터 체계는 이진법을 기반으로 되어 있죠.
우리에게 익숙한 십진법 체계만 수학이 아니듯, 수학만 과학도 아닙니다. 과학만 과학적인 것도 아니고요.

한 가지 예를 들어볼까요?

한의원에 가면 '가슴과 머리에 열이 있다' 혹은 '배와 하체가 차다' 같이 한열에 대한 이야기를 할 때가 많습니다. 어떤 사람은 몸에 열이 많고, 또 다른 사람은 몸이 찬 편이라고도 하죠. '사람의 체온은 36.5도 인데, 무슨 말이야? 역시 한의학은 비과학적이야'라고 생각하시나요? 그렇다면 실제로 같은 시간, 같은 장소, 동일한 조건에서 여러 사람의 체온을 재보면 모두 같을까요? 똑같은 내 몸이라도 손과 발, 그리고 가슴과 배, 목과 허리의 온도가 다릅니다. 이것이 꼭 옷으로 덮여져 있는 부분과 아닌 부분의 차이만도 아니에요. 즉, 어린아이들도 알고 있는 사람의 체온(36.5도)이란 수치도 절대적인 것이 아닙니다.

제게는 한의학이 초등학생 때 읽었던 그 책을 떠올리게 해주었어요. 그때는 도무지 알 수 없었던 그 말이 이런 말이었구나 느끼게 해주었죠.

처음 침을 놓았을 때,
처음 한약을
처방했을 때

Q4

A 침을 놓은 것도, 맞아본 것도 한의대에 입학하고 난 이후였습니다. 이전에 한의원을 가보긴 했지만, 한약만 먹어봤을 뿐 침을 맞은 경험은 없었거든요.

정식으로 침구 실습을 하고 교수님께 배우는 것은 본과에 들어선 다음이었습니다. 경락 경혈학 과목 실습시간에 교수님의 지도하에 학생들끼리 서로 침을 놓는 연습을 했습니다. 그전 예과 시절에는 주로 학회나 동아리 등의 모임을 통해 선배들이 해주는 스터디를 들으며 처음 침을 잡아보았죠. 사람에게 하기에 앞서 두루마리 휴지에 먼저 침을 놓는 연습을 해보기도 했고요.

침을 어떻게 잡는지, 어느 정도의 힘으로 침을 놓아야 하는지,

어느 깊이까지 넣어도 괜찮을지 궁금한 것이 수도 없이 많았어요. 교수님과 선배 한의사들의 한의원도 많이 찾아가 침을 맞기도 했습니다. 학교에서 배운 것을 되새기며 실제로 어떻게 적용하는지 한의사들은 어떻게 침을 놓는지 알 수 있는 기회가 되었죠.

무슨 일이나 마찬가지이지만 익숙해지기까지는 시간이 걸립니다. 대부분의 한의사들은 아마 스스로에게 침을 가장 많이 놓았을 거예요. 같은 공부를 하는 동기, 선후배에게도 서로 침을 놓고 맞으며 연습을 하지만 내 몸에 놓고 어떤 반응이 있는지 살피는 것도 공부에 많은 도움이 되기 때문입니다.

한약도 마찬가지입니다. 본인에게 다양한 약을 써보고 이후 몸의 반응을 관찰하는 것이 큰 공부가 됩니다. 본초학 시간에 배운 약재 각각의 효능을 기본으로 하여, 방제학 시간에 배운 약재들의 조합을 스스로에게 처방합니다. 약재 하나하나의 향을 맡고 맛을 보고, 최종적으로 만들어진 한약 역시 냄새와 맛을 경험합니다.

침도 한약도 나에게 가장 많이 실험해봅니다. 그 다음은 일반적으로 가족이 되고요. 나에게 소중하고 가까운 사람들이 아픈 것을 보는 것만큼 고통스러운 일은 없습니다. 내 가족이 어딘가 아프다면 뭐라도 해주고 싶어지죠. 그래서 배운 것을 바탕으로 선배 한의사나 교수님께 물어가면서 어떤 처방을 할지, 침을 어떻게 놓으면 좋을지 공부합니다. 그런 과정을 거쳐 내 실력에 자신감을 갖고 때로는 후회하기도 하면서 점점 앞으로 나아가게 되죠.

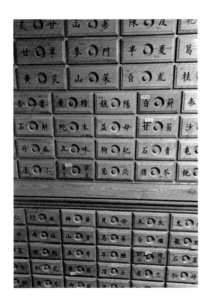

한의학 강의를
처음 했을 때

Q5

A 요즘은 온라인 강의도 많지만, 강의란 일반적으로 여러 사람들과 함께 합니다. 많은 사람들 앞에 선다는 것은 그것만으로 긴장되고 부담스러울 수 있습니다. 다른 사람 앞에 서고 이야기하는 것을 즐기는 사람들도 있지만, 저는 그렇지 않았어요. 학교를 다닐 때에도 앞에 나가서 발표하는 것은 가능한 한 피하고 싶었고, 내 자리에 앉아서 의견을 말하는 것조차 가슴이 쿵쾅거릴 정도로 소심한 성격이었습니다.

초등학교 시절에 선생님이 학생들에게 문제를 내면, 친구들은 모두 "저요 저요"라며 손을 높이 들고 대답하겠다고 하죠. 자신을 지목해서 기회를 주지 않으면 오히려 속상해하는 친구들도 있었어요. 그때도 저는 분명히 내가 알고 있는 답임에도 불구하고 손을

들지 않았고, 선생님과 눈이라도 마주치면 나를 시킬까봐 겁이 났습니다.

그러던 제가 요즘은 강의를 좋아하게 되었어요. 불과 몇 년 전만해도 상상도 못할 일이었는데 말이에요. 그 시작은 제가 속한 모임에서 강의를 하게 된 것이었습니다. 일주일에 한 번씩 책을 선정하고 미리 읽은 후 모여 서로 이야기를 나누는 독서모임이었어요. 한번은 동의보감을 주제로 독서토론을 하게 되었어요. 아무래도 제가 전공자이다 보니 2주에 걸쳐 간략하게 강의 방식으로 하면 어떻겠냐는 의견이 나왔죠.

처음에는 조금 걱정이 됐습니다. 내 자리에서 그저 책 읽은 소감을 이야기하는 그 짧은 시간도 가슴이 두근거리고 긴장이 되던 저였으니까요. 하지만 한의학을 공부하지 않은 비전공자인 일반 사람들에게 한의학에 대해 제대로 알리고 싶은 욕심이 생겼습니다. 그래서 결심하게 되었죠. 모임으로 알고 지내던 지인들을 대상으로 한 것이고, 정식으로 마이크를 잡고 단상에 올라 하는 강의도 아니었어요. 강의라고 하기도 민망한, 그저 맨 앞자리에 앉아 발표하는 정도였습니다. 하지만 그 일을 계기로 내가 공부하고 일하고 있는 학문이자 의학인 한의학을 알리는 일에 보람과 긍지를 느끼게 되었어요.

그래서 성인 때로는 어린 학생들을 대상으로 건강과 한의학, 그리고 한의사 진로에 대한 강의를 하게 되었습니다. 강의를 하면서 더욱 좋았던 점은, 강의 준비를 위한 공부를 하는 것이었어요. 한의원에서 환자를 진료하며 공부할 때는 질병과 치료를 중심으로 했지만, 강의를 위한 준비를 할 때는 평상시에 관심을 갖지 않았던 다른 한의학 분야에 대해서도 찾아보고 알 수 있었어요. 새로이 배우는 것도 많았고요. 누군가를 가르친다기보다 제가 더 배울 수 있는 기회가 된 것이죠.

한의학 책을
처음으로 냈을 때

Q6

A그렇게 강의를 하다 보니, 또 다른 욕심과 목표가 생겼습니다.

일반적으로 강의 주제는 주최 측에 따라 이런 것을 해주었으면 좋겠다고 할 때가 많았어요. 봄이니까 미세먼지와 관련된 호흡기 건강을, 겨울이라서 감기가 유행이니 감기와 관련된 것을 주제로 했으면 하는 것이죠. 혹은 강의를 듣는 대상이 주로 30대 여성이니 아이들의 성장과 비만에 관계된 것이면 좋겠다 라고도 하고요. 물론 그때그때 상황에 맞게 주제를 정하는 것도 장점이 있습니다.

하지만 좀 더 사람들에게 알려주고 싶은 한의학 이야기가 있었어요. 강의를 할 때 주로 마지막에는 질의응답 시간을 갖습니다. 그때 많은 분들이 궁금해 하시는 주제라던가, 한의원에서 진료 받는 환자들이 궁금해 하는 한의학 치료의 원리, 한의학에 대해 잘못 알려진 풍문과 오해 이런 것들에 대해 이야기하고 싶었어요.
조금이라도 더 많은 사람들에게 한의학의 장점과 한방치료의 효과를 알리고 싶기도 했고요.

그래서 책을 내보는 것이 어떨까 까지 생각하게 되었죠.
그전까지는 책은 아무나 내는 것이 아니라고 대단한 사람들만이 할 수 있는 일이라고 여겼어요. 내 스스로를 돌아봤을 때 아직 그렇게 엄청난 명의라던가 한의학이란 학문에 있어서 어떤 경지에 올랐다고 자신할 수도 없었습니다. 그렇지만 내가 잘 아는 분야에 한해서는 할 수 있지 않을까 생각했고, 강의는 그러한 계기와 용기를 얻게 해주었어요. 강의를 듣고 난 뒤 재미있게 한의학에 대해 알 수 있었다고, 자신과 가족을 위해 필요한 건강지식을 얻게 되었다고 좋아하고 격려해주시는 분들께 힘을 얻을 수 있었거든요.

앞으로
이루고 싶은 꿈

Q 7

A 한의학이 의미 있는 것은 예로부터 전해 내려온 역사와 전통이 깊은 우리나라 학문이기 때문만은 아니에요. 의학은 사람의 질병을 고치는 학문이고, 그렇기 때문에 현 시대를 살아가는 우리들의 건강을 위해 도움이 되고 좋은 영향을 끼치는 것이 더욱 중요합니다. 한의학은 그런 측면에서 충분히 가치 있는 의학입니다.

이제까지 한의학계는 수많은 어려움을 헤쳐 왔고 아직도 여전히 풀어야할 많은 숙제가 남아 있습니다.
무조건 '우리나라 한의학이 최고다'라고 자화자찬하는 것은 오히려 한의학의 미래에 도움이 되지 않을 거예요. 다만 한의학에 대해 잘못 알려져 있는 오해와 편견을 해소하고 많은 이들에게 제대로 된 한의학을 알리고 싶은 바람이 있습니다.

양방의학으로는 해결되지 않는 질병과 증상이 의외로 한의학으로 쉽게 해결되는 경우가 많습니다. 그런데 많은 분들은 이에 대한 정보가 아예 없고, 한의학적 치료법을 모른 채 불편과 고통을 감수할 때가 있어 안타까운데요.

그러기 위해서는 우선, 더욱 한의학 공부에 매진하고 환자에게도 최선을 다하는 실력 있는 한의사가 되어야겠죠. 그와 함께 책을 쓰거나 강의를 하는 등 다양한 방법을 통해 많은 분들에게 다가가는 한의사가 되고 싶습니다.

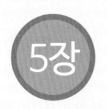

5장

재미있게 한의학 맛보기

1) 드라마 속 한의사

드라마에 등장하는 한의사는 어렵지 않게 볼 수 있습니다.
다만 드라마에 따라 한의학 치료를 하는 모습이 나오기도 하고, 그저
직업이 한의사일 뿐 한의학 관련 내용은 거의 없는 경우도 있죠.

이 중 역사에 이름을 남긴 유명한 한의사였던 사람들이 있습니다.
허준, 이제마, 백광현, 허임, 대장금 등을 예로 들 수 있는데요. 조선시
대 실존했던 역사적 인물을 주인공으로 한 만큼 사극으로 제작된 경우
가 많았어요.

우리나라 역사상 제일 잘 알려진 한의사는 동의보감을 지은 허준
(1539~1615년)일 것입니다.
〈집념(1975)〉, 〈허준(1999)〉, 〈구암 허준(2013)〉 외에도 1991년 방영된
〈동의보감〉까지 여러 번 허준을 주인공으로 한 드라마가 있었습니다.
특히 1999년 방송된 〈허준〉은 시청률이 60%를 넘을 정도로 인기가 좋
았는데요. 이 당시 한의학에 대한 관심이 많아지면서, 한의대 입시 경
쟁률까지 높아지기도 했습니다.

사상의학을 창시한 이제마(1837~1900년)의 인생을 그린 드라마 〈태양인 이제마(2002)〉도 있었죠. 사상의학이란 사람의 체질을 태양인 · 태음인 · 소양인 · 소음인의 네 가지 유형으로 나누는 우리나라 고유의 한의학입니다. 이제마는 동쪽의 무인이라는 그의 호 동무에서도 알 수 있다시피, 무과에 급제한 무관이었습니다. 그는 기존의 한의학 치료법으로 자신의 병이 낫지 않자, 병으로 인해 나타나는 증상만 보는 것이 아니라 개인의 체질을 살피는 사상의학을 연구하게 되었습니다. 그 중 자신은 가장 드문 체질인 태양인이었고, 그렇기 때문에 그때까지 널리 알려진 치료법으로는 나을 수 없다는 것을 알게 되었죠.

〈마의(2012)〉의 주인공인 백광현(1625~1697년)은 조선 후기의 어의였습니다. 처음에는 침술로 말의 병을 고치는 마의였으나, 사람의 종기도 침으로 째서 독을 없애 치료하는 외과적 치료법을 개발했어요. 옛날에는 종기가 큰 병이었고, 그로인해 많은 사람들이 고통 받고 혹은 죽기도 했습니다. 그 당시만 해도 깨끗하게 씻기 힘든 환경이었고, 치료 전후 소독의 필요성도 잘 몰랐죠. 요즘은 항생제가 발달했지만, 인류 최초의 항생제인 페니실린도 20세기에 들어와서야 개발된 것으로 그 역사가 채 100년도 되지 않았습니다. 그렇기에 왕조차도 평생 종기로 고생하고 사망하기도 할 만큼 골칫거리였어요.

종기를 째고 고름을 빼는 등 외과적 치료법은 한의학과 거리가 멀다고 생각할 수 있지만, 백광현은 이러한 치료에 능했습니다. 이를 인정받아 왕의 종기를 치료하면서 어의 자리까지 오를 수 있었죠.

〈대장금(2003)〉은 조선왕조실록에 기록이 남아있는 조선 중종 때의 어의녀인 장금의 일생을 다룬 드라마입니다. 극의 초반에는 장금이 수라간 궁녀로 나오지만, 이후 한의학을 공부해 의녀로 활약하게 됩니다. 실제로 장금이 언제 태어나고 죽었는지 등 개인적인 정보도 거의 남아 있지 않은데요. 대장금은 의녀로서는 유일하게 왕의 주치의 역할을 했을 정도로 그 실력이 뛰어났을 것으로 짐작되고 있습니다.

허임(1570~1647년)을 주인공으로 한 드라마 〈명불허전〉은 조선과 현대를 오가는 시간을 배경으로 하고 있습니다. 허임은 〈침구경험방〉을 집필하기도 했는데요. 침구술에 뛰어나 외국에까지 알려졌다고 합니다. 허준과 동시대를 살았고, 허준 역시 침술에 있어 허임의 실력이 뛰어났음을 인정했다고 하네요.

조선시대 실존 인물이 아닌 현대를 배경으로 한의사가 등장한 드라마도 있습니다.

120부작 TV소설 〈삼생이(2013)〉는 6·25전쟁 이후를 시대적 배경으로 합니다. 어릴 적 허약했던 석삼생이 한의사로 성장하는 이야기를 담고 있습니다. 한의원 뿐 아니라 한약 건재상, 한방제약회사 등 다양한 한방 관련 사업에 대한 내용도 볼 수 있습니다.

〈제3병원(2012)〉은 양한방 협진병원에서 일하는 신경외과 전문의와 한의사 형제를 주인공으로 하는 의학 드라마입니다. 양방의학과 한의학의 대결구도를 중심으로 하고 있는데, 2009년 방송콘텐츠진흥재단 공모전에서 당선된 작품을 드라마로 제작한 것입니다.

〈병원선(2017)〉은 그 제목에서도 알 수 있듯이 병원선에서 일어나는 여러 이야기를 그리고 있습니다. 병원선(hospital ship)은 의료 시설이 없는 섬을 돌며 주민을 진료할 때 사용하는 배를 뜻합니다. 이 드라마에는 한의사 뿐 아니라 외과의사, 내과의사, 치과의사, 간호사 등 다양한 의료진이 등장합니다. 상대적으로 한의학에 대한 내용은 많지 않습니다.

〈크리스마스에 눈이 올까요(2009)〉에서는 2대째 대를 이은 한의사인 주인공이 등장합니다. 한의대생일 때 공부하는 모습이나 한방병원에서 일하는 장면도 나오는데요. 남녀 주인공의 엇갈린 사랑을 주제로 한 드라마이기 때문에 의학적인 부분은 그리 비중이 높지 않습니다.

마지막으로 시트콤인 〈거침없이 하이킥(2006)〉에도 두 명의 한의사가 나오죠. 시아버지이자 한방병원 원장인 이순재와 한의사 며느리인 박해미가 그들인데요. 극 중에서 이순재는 실력이 좋지 않아 담당하는 환자도 거의 없어 결국 은퇴하고, 한의사로서 능력 있는 박해미가 한방병원을 이끌어 가게 됩니다. 한의사는 시트콤 속 많은 등장인물 중 하나의 직업군일 뿐이지만, 이전 드라마에서 주로 옛 조선시대의 한의사를 주인공으로 한 것과는 차이가 있습니다. 현대를 살아가는 한의사를 보여주고 있다는 면에서 의미가 있지요. 드라마의 인기가 좋아 요즘도 재방송되는 것을 종종 볼 수 있습니다.

2) 소설 속 한의사

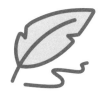

한의사가 어떤 일을 하는지, 한의학이란 무엇인지 좀 더 알고 싶다면 책을 보는 것도 좋아요. 관련된 책은 여러 가지 종류가 있지만, 한의사가 등장하는 소설을 보는 것도 한의학을 쉽게 알아볼 수 있는 방법입니다.

요즘에는 한의사가 주인공인 현대 판타지 소설도 있더라고요. 판타지라는 장르의 특성상 현실적이지 않은 부분도 있지만, 재미있게 한의학에 대해 접근할 수 있습니다.

드라마로 방영된 소설도 꽤 많은데요. 특히 이은성 작가의 〈소설 동의보감〉은 집념(1975년), 허준(1999년), 구암 허준(2013년)으로 총 3번에 걸쳐 드라마로 제작되었습니다. 정확하게는 작가 이은성이 드라마 〈집념〉의 대본을 쓴 것이 1975년도로 먼저였고, 이후 소설로 집필하여 1990년에 발간되었습니다.

〈소설 동의보감〉은 백만 부가 넘게 팔린 밀리언셀러이자 교과서에도 실렸던 작품인데요. 이 소설 속의 몇몇 부분을 살펴보며, 한의학과 한의사에 대해 알아보도록 하겠습니다.

먼저 일화 속에 등장하는 인물을 간략하게 설명하자면, 허준의 스승인 유의태와 그의 아들 유도지, 그리고 유의태의 벗인 삼적대사가 있습니다. 유의태는 명의였으나, 아들인 도지는 기대에 못 미치는 실력이었죠. 삼적대사 역시 과거에 내의원(조선시대 궁중의 의약을 맡은 관청)에 있었을 정도로 뛰어난 실력을 가졌습니다.

첫 번째는 내의원 시험을 보러가는 아들 도지에게 아버지의 친구인 삼적대사가 질문하는 장면입니다.
삼적대사가 "겨울에 쌀을 먹고, 여름에 보리를 먹으면 보양이 되는 이유가 무엇인가" 묻자, 도지는 "그것이 그 계절에 나기 때문"이라고 답합니다.
하지만 의원(한의사)의 대답이 그러하면 안 된다고 하면서, 그 이치를 설명해주는데요.
추울 때 쌀밥을 권하는 것은 천지가 음기에 든 겨울에 한여름 뜨거운 땡볕 속 양기로 가득한 영근 쌀 속에 담긴 여름의 양기를 취해 음양의 조화를 지니게 하려는 것이고, 여름에 쌀밥보다 보리밥이 소화가 잘 되는 까닭은 보리가 한겨울 음기를 가득 배고 생육된 곡식이라 양기로 가득 찬 삼복더위 때일수록 보리 속 겨울의 음기를 취해 신체의 음양을 지탱하기 때문이라고 합니다.
이를 듣고 도지는 화를 냅니다. 자신의 실력이 아직 시험을 보기에 부족함을 꼬집고, 시험을 포기하도록 하기 위해 한 질문이라고 생각한 것이죠. 그러나 옆에서 이를 듣던 허준은 한의학의 음양 원리가 평상시 먹는 음식에도 숨어있다는 것을 깨닫고 감탄합니다.

이처럼 한의학에서는 음양에 대해 많이 이야기합니다.

일반적으로 양은 밝음, 따뜻함, 불, 낮, 위(上;상), 밖(外;외), 동적인 움직임, 무형의 것 등을 말하고, 음은 어두움, 차가움, 물, 밤, 아래(下;하), 안(內;내), 정적인 고요함, 유형의 물질 등을 뜻합니다. 인체로 보자면 힘, 기운, 에너지, 정신은 양적인 것이고 체액(눈물, 침, 림프액 등), 피는 음적인 것이죠. 또한 몸의 바깥쪽인 피부는 양에, 안쪽의 내장기관은 음에 해당됩니다. 상대적으로 움직임이 적은 몸통이 음이라면, 끊임없이 움직이는 팔다리는 양이고요.

음양은 이분법으로 딱 잘라 말할 수는 없습니다. 음 중에도 음양이 나뉘고, 양 중에도 다시 음양을 나눌 수 있습니다. 예를 들어, 밤이 음이고 낮이 양이라 해도 낮에 어떤 곳은 햇빛이 쨍쨍 비추고 어떤 곳은 그늘이 져 어둡다면 햇빛이 비추는 곳은 양 중의 양, 그늘이 진 곳은 양 중의 음이 됩니다. 둘 다 낮이라는 양에 속하지만 그 안에서도 음양이 있는 것이죠. 계절을 살펴보면 봄에는 양기가 자라나 여름에 양기가 최고조에 이르고 가을에는 음기가 조금씩 생겨 겨울에는 음기가 극에 달합니다. 양이 커지면 그것으로 끝일 것 같지만 그 중에 음이 생겨나고 이렇게 사계절이 반복됩니다. 이처럼 음양은 반대의 속성을 가진 듯 보이지만 적대적인 것이 아니고 서로 영향을 주고받는 긴밀한 관계입니다.

우리 몸에서 음과 양이 조화를 이루면 건강하지만, 한쪽으로 지나치게 치우치면 건강을 잃게 됩니다. 양보다 음이 너무 커지면 몸이 차가워지고 반대로 양이 지나치게 성하면 열이 나게 되요. 또한 사람은 혼자 사는 것이 아니고 우리를 둘러싼 환경과 끊임없이 소통하며 관계를 맺고 살아갑니다. 그렇기 때문에 우리 몸 뿐 아니라 음식, 계절 같은 요인들도 건강에 영향을 끼치죠. 음기가 성한 겨울에 양기를 지닌 쌀을 먹고, 양기가 강한 여름에 음기를 가진 보리를 먹는 것도 이러한 음양의 균형을 맞추어 좀 더 건강해지기 위해서입니다.

두 번째 일화는 유의태가 쓴 병부를 허준이 베껴 쓴 것을 들키는 것입니다.

이때 병부란 유의태가 직접 환자의 병이 어떻게 진행되는지 관찰하여 어떤 한약을 어떻게 먹어야 하는지 등을 기록한 자료입니다. 한의학에 한창 매진하고 있던 허준은 스승이 무슨 병에 무슨 약을 썼는지 궁금해서 그 병부를 보고 공부하고 싶었던 것이죠. 글을 제대로 배우지 못한 유의태의 다른 제자들에 비해 우월감도 있었고요. 자신의 뛰어난 필체를 보면 스승도 칭찬해주지 않을까 하는 희망도 잠시 가졌습니다.
하지만 유의태는 그러한 종이 쪼가리를 수천 번 적고 수만 번 외운들 무슨 소용이 있냐며 허준을 꾸짖습니다.

같은 약이라도 약을 복용하는 환자의 신체가 뚱뚱한지 마른지에 따라 약효가 다르고, 여자와 남자는 또 약이 다르며, 계절이 여름과 겨울로 다르면 또 약을 달리 쓰기 때문이죠. 단지 어떤 병에 어떤 약을 사용하는지 단순하게 아는 것은 의미가 없다고 말입니다. 유의태는 "같은 병이라도 사람마다 나타나는 증상이 천차만별임을 모르고, 입으로 외고 머리에 기억만 하며 의원인 양 행세하느냐"며 가증스럽다고 허준에게 말하죠.

조금이라도 더 한의학을 공부하고자 시간을 쪼개어 병부를 봤던 허준은 이 일로 한동안 괴로워하게 됩니다.

한의학에서는 병명만으로 환자를 치료하지 않습니다. 환자의 전체적인 몸 상태를 살피고 그에 맞는 치료를 선택하는데요. 그렇기 때문에 성별, 나이, 신체조건 등을 함께 보고 판단하죠. 열이 나면 일반적으로 병원에서는 해열제를 처방합니다. 한의학에서도 해열 효과가 있는 한약이 분명 있습니다. 하지만 그보다 먼저 열이 난지 얼마나 오래 되었는지, 낮과 밤 중 언제 열이 심해지는지, 그리고 환자의 체형이 뚱뚱한지 마른지 등을 다방면으로 분석합니다. 이를 바탕으로 땀을 빼서 열을 내릴지, 몸에 물을 보태주어 열이 떨어지게 할지 여러 가지 치료법 중 선택할 수 있습니다. 간혹 감기가 다 나았는데도 미열이 지속되는 경우가 있어요. 그럴 때는 감기로 인한 발열이라기보다 몸이 약해진 탓에 열이 나기도 하는데요. 냄비에 물이 들어있는 것을 끓인다고 생각해봅시다. 물이 적게 있으면 금방 끓지만, 물이 많다면 온도가 천천히 올라가겠죠. 우리 몸도 마찬가지입니다. 몸의 체액이나 혈액이 부족한 물 부족 상태라면 쉽게 몸에 열이 날 수 있습니다. 이럴 때는 해열제보다 부족한 물을 보충해주고 몸의 컨디션을 회복하는 것이 효과적입니다.

이렇게 개개인의 특성을 고려하는 것은 한의학의 장점 중 하나입니다. 지난번에 어떤 병을 가진 환자가 왔을 때 이렇게 치료하니 좋았다 라고 해서, 다음에도 같은 병을 가진 환자가 왔을 때 똑같은 치료법을 쓰는 것이 항상 옳지는 않습니다. 병도 중요하지만, 사람을 먼저 살피라는 말이 여기에서 나오는 것입니다. 이렇게 종합적으로 판단하는 것은 쉽지 않습니다. 많은 공부와 연구를 바탕으로 할 수 있는 일이죠.

반면 이제까지 양방의학은 병명과 증상에 따라 치료를 일률적으로 적용할 때가 많았습니다. 하지만 얼마 전부터 현대의학에서도 점차 맞춤의학이라는 개념이 생기기 시작했습니다. 수명이 길어지고 삶의 질에 관심이 높아지면서 의학도 변화하게 되는 것이죠.

다음은 탈항과 치질 환자에게 침을 어떻게 놓는지 유의태가 아들에게 질문하는 부분입니다.

탈항이란 직장이 항문 밖으로 나온 상태로 직장 탈출증이라고도 합니다. 이 환자에게 침을 얼마나 깊게 찔러야 하는지 유의태가 묻자, 도지는 "처음 세 푼을 찔러 사하고 환자가 세 번 호흡하기를 기다려 다시 두 푼을 찔러 한 번 더 사하고 반 시각 후에 뽑는다"고 답합니다. 이때 1푼(分)은 약 3.03mm 정도이고, 촌(寸)[13]의 1/10 길이를 나타내는 단위입니다.

도지의 대답에 유의태는 이렇게 말하죠. "반드시 반 시각 후에 뽑으

---

13) 촌(寸): 길이의 단위. 1촌=1치=10푼(分)=약 3.03cm

라는 법은 없다, 병자의 환부 정도와 기력을 살펴 의원의 재량으로 정하는 것이다" 더불어 "처음에 의원이 병세를 제대로 짚었다 할지라도 그 병세는 수시로 변동하기 때문에 몇 푼을 찌르고 몇 호흡을 더 기다리는가는 책에 적힌 대로 구애될 필요가 없다"고 설명합니다.

병자의 증세가 책에 일일이 다 적혀있는 것이 아니고 대강의 병세를 적었을 뿐인데, 그것을 모든 병자에게 똑같이 적용할 수는 없다는 것이죠. 더구나 그 책(침경)이 우리나라 사람이 쓴 책도 아니고, 기후도 음식도 다른 나라 사람을 다룬 걸 안다면 책에 써진 것이 전부가 아니라고 말이에요.

모든 학문에 있어 예외가 있지만, 의학은 사람에게 일어난 병을 다루기 때문에 더욱 변수가 많습니다. 개인이 가진 체질과 특징이 다르기 때문에 똑같은 병이라도 똑같은 증상으로 나타나지 않을 때가 종종 있는데요. 그렇기 때문에 책에서 배운 것만이 진리도 아닐 뿐더러, 책에 나온 그대로 따르는 것이 최선의 선택이 아닐 수 있습니다. '사람이면 다 마찬가지이지, 달라봤자 얼마나 다르겠어' 라고 단순하게 생각할 수 있지만 인종에 따라, 민족에 따라 혹은 그 사람이 사는 주위 환경에 따라 달라질 수도 있고요.

그렇기 때문에 환자를 진단하고 치료하는 것은 간단하지 않습니다. 다양한 변수를 생각하고 신중하게 접근해야 하죠. 대학을 졸업했다고 끝나는 것이 아니라, 끊임없이 공부하고 고민해야 하는 이유입니다.

마지막으로, 허준이 처음 환자를 보게 되었을 때의 일화입니다.

혼인을 앞둔 처녀가 지병인 액기(옷을 벗으면 겨드랑이서 악취가 도는 병)로 고민하다가 목을 맨 것을 부모가 발견하여 허준에게 데리고 옵니다. 허준이 스승 없이 홀로 환자를 진료하게 된 처음이었습니다.

이때 허준은 땀이 날 정도로 긴장하고 의원으로서의 무게와 책임감을 느낍니다. 지난 6년간 스승인 유의태가 치료하는 병자를 지켜본 것이 수천 명이었지만 그때는 느끼지 못했던 감정이었어요. 하나의 생명이 자신의 책임 아래 내맡겨졌다는 절박한 마음과 함께, 과연 자기가 행한 처치가 정당했는지 불안하고 가슴이 두근거립니다.

생명을, 그것도 같은 인간을 대상으로 하는 의사로서의 일은 단지 직업을 넘어서는 무거운 책임감이 함께 합니다. 한의원을 찾은 사람들은 병의 경중이 있지만 모두 아픔과 고통을 느끼고 있어요. 조금이라도 그들의 불편함을 덜어주고 건강을 회복할 수 있게 도와주는 것은 보람되지만 어려운 일입니다. 환자를 대할 때 너무 심한 부담감을 가지는 것은 오히려 좋지 않겠죠. 하지만 늘 책임감을 가지고 세심함을 잃지 말아야 합니다. 환자의 한 마디 말도 쉽게 지나치지 말고 환자의 마음을 공감하고 어루만져 주며, 환자의 상태를 정확히 진단하고 부작용을 최소한으로 하며 효과적인 치료법을 선택해야 하죠. 실력을 갖추는 것은 기본이고, 환자를 대하는 태도에도 항상 주의를 기울여야 합니다. 좋은 의사가 된다는 것은 이러한 끊임없는 노력을 바탕으로 가능할 거예요.

3) 추천하고 싶은 책

다양한 한의학 관련 책들이 많지만, 한의학이라는 학문 자체가 학생들에게는 조금 생소하게 느껴질 수 있기 때문에 처음부터 그런 책을 읽을 필요는 없어요. 요즘은 어린이 도서 가운데도 동의보감과 한의학, 그리고 한의사를 소개하는 책들이 꽤 많더라고요. 하지만 그 정도로는 한의학에 대한 궁금증이 해소되지 않는다면, 아래 책들을 추천합니다. 한의사가 된 이후의 진로를 비롯하여 한의학과 동양철학의 기본 원리인 음양오행, 한의학의 대표주자인 동의보감에 대한 내용을 담은 책들입니다. 또한 마지막으로 소개한 양방의사인 아툴 가완디가 쓴 여러 책들을 통해 현대의학을 돌아보고 의사로서의 마음가짐을 배울 수 있습니다.

(1) 한의원 밖으로 나간 한의사들
저자 대만드 / 재남

대만드(대신 만나드립니다)는 전국의 한의대생들이 다양한 방면에서 활동 중인 한의사를 만나 진로에 대해 인터뷰하고 기록으로 남기는 프로젝트입니다.

해외 진출, 보건학, 출판, 문화, 공공기관, 연구, 특화진료 등 여러 가지 분야에 진출한 21명 한의사들의 이야기를 담고 있습니다. 왜 그러한 길을 택했는지, 어떤 어려움과 기쁨이 있었는지, 그들이 꿈꾸는 세상은 어떤 모습인지 엿볼 수 있는데요. 지금도 블로그(blog.naver.com/mannadream4u)를 통해 50번째 인터뷰까지 꾸준히 이어지고 있습니다. 한의사를 꿈꾸는 학생들에게 다양한 한의사의 길을 보여주는 좋은 길잡이가 될 것입니다.

(2) 음양이 뭐지? 오행은 뭘까?
저자 전창선, 어윤형 / 와이겔리

한의대에 입학해서 음양오행을 처음 접한 학생들이 많이 찾는 책입니다. 고등학생 때까지는 아무래도 동양철학에 기반을 둔 음양과 오행을 접할 수 있는 기회가 별로 없었죠. 한의학의 기본 원리가 되는 음양과 오행이라는 것이 어렵거나 이상하지는 않을까 혹시라도 우려된다면 이 책들을 읽어보는 것이 도움이 될 것입니다. 우리 주변에서 흔히 볼 수 있지만 이제까지는 그냥 지나쳤을 부분을 음양오행으로 풀어보는 재미있는 경험을 할 수 있을 거예요.

(3) 중년을 위한 동의보감 이야기
저자 윤소정, 유현용 / 행성B

제목만 보면 중년의 부모님을 위한 책이 아닐까 싶지만, 한의학의 원리를 쉽게 풀어 이야기하고 있습니다. 침, 뜸, 부항, 약침, 한약 등 한의학 치료법이 어떤 원리를 바탕으로 효과를 내는지, 한의학에 대해 잘못 알려진 오해들은 무엇인지 설명합니다. 또한 대상을 남성과 여성, 아이들로 나누어 각각 더 조심해야 하는 질환과 구체적인 치료방법을 설명합니다. 한의학이 실질적인 의학으로서 왜 가치가 있는지를 알고 싶다면 이 책을 읽어보시길 권합니다.

(4) 허허 동의보감
저자 허영만 / 시루

만화가 허영만이 동의보감을 재미있게 풀어쓴 책입니다. 한의학을 대표하는 책인 동의보감은 25권으로 방대한 양인데요. 목차만 해도 2권 분량일 정도로 많은 내용을 담고 있는 한의학 백과사전이라고 할 수 있습니다. 우리나라 사람이 쓴 책으로 가장 많이 팔렸다고 할 만큼 동의보감은 세계적인 베스트셀러이기도 한데요. 2009년, 의학서적으로는 최초로 유네스코가 동의보감을 세계기록유산으로 지정하며 다시 한 번 그 가치를 인정받았습니다. 자칫 어렵게 느껴질 수 있는 동의보감을 만화로 부담 없이 읽을 수 있습니다.

(5) 어떻게 죽을 것인가
저자 아툴 가완디 / 부키

〈나는 고백한다, 현대의학을〉, 〈어떻게 일할 것인가〉, 〈닥터, 좋은 의사를 말하다〉를 쓴 작가이자 의사인 아툴 가완디의 저서입니다. 미국에서 태어나 하버드대학에서 의학 박사학위와 공중보건학 석사를 받은 그는 이 책의 부제처럼 '현대 의학이 놓치고 있는 삶의 마지막 순간'에 대해 이야기하고 있는데요, 관절염·심장질환 같은 각각의 병을 해결하는 데에만 집중한 나머지, 자칫하면 더 소중한 인간의 존엄성을 잃어버릴 수 있음을 경고합니다. 인간으로서 주체적인 삶을 살아갈 수 있게 그리고 죽음을 스스로 결정할 수 있게 도와줘야 하는 의사의 역할에 대해 생각해보는 계기를 마련해주고 있습니다.

4) 한의학 관련 동영상, 다큐멘터리

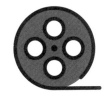

한의학과 한의사에 대한 정보를 얻고 싶다면 다큐멘터리나 영상을 보는 것도 좋은 방법입니다. 드라마는 허구의 이야기이기 때문에 재미는 있지만 현실적으로 와 닿지 않을 수 있습니다. 허준 같은 조선시대의 한의사를 다룬 드라마 역시 옛 한의사를 그리고 있어 현대 직업으로서의 한의사와 거리가 멀게 느껴질 수도 있고요. 우리가 살고 있는 현 시대에서 한의학의 위치는 어떤지, 미래가 어떨지 궁금하다면 다음 영상들을 찾아보는 것을 추천합니다.

1. 드림 주니어 - [65회] 한의학과 수업에 도전하다!

MBC에서 방영되었던 교육체험 프로그램 〈드림 주니어〉에서 한의학과에 대해 소개합니다. 전국 대학의 다양한 학과를 찾아가 실질적으로 어떤 공부를 하는지 체험하며, 진로를 고민하는 학생들에게 정보를 제공해주고 있어요.

2. EBS다큐프라임

(1) 의학, 동과 서

3부작 시리즈(1부 시선, 2부 고통, 3부 의사)를 통해 동서양 의학 관점의 차이와 역사, 진정한 의사는 무엇인지 등을 알아봅니다. 양방의학이 익숙한 학생들에게 한의학의 이론과 역사에 대해 생각해볼 수 있는 기회를 제공합니다.

(2) 감기

누구나 평생 한 번쯤은 걸리는 감기를 다룬 다큐멘터리 2부작입니다. 한의학에 대한 내용은 아니지만, 우리가 별다른 거부감 없이 먹는 몇몇 양약에 얽힌 뒷이야기 등 도움이 될 만한 내용을 담고 있습니다. 감기라는 흔한 질병을 통해 우리나라를 비롯한 각국의 의료현실을 살펴볼 수도 있어요.

1부(약을 찾아서)에서는 감기 증상이 없는 건강한 청년이 초기 감기 증상을 호소하며 한국과 유럽, 미국의 병원에서 각각 진료 및 처방을 받는 모의실험을 진행합니다. 2부(낫게 해드릴께요)에는 한국의 병원에서 처방받은 10알의 감기약에 대해 외국의 의사들과 의학자들이 나타내는 반응을 보여줍니다.

3. MBC다큐프라임 - [191회] 韓의학, 한류의 날개를 달다

외국인도 많이 찾는 추나요법, 동의보감 유네스코 세계기록유산 등재, 외국인 허준의 후예들, 한의학의 세계화 및 다양한 체험행사, 동의보감에 과학을 입히다 등의 내용으로 나누어 세계적으로 인정받는 한의학을 이야기합니다.

4. 전통의학, 과학의 옷을 입다

한의학, 중의학 등의 전통의학이 과학화되고 있다는 내용을 담은 EBS 프로그램입니다. 2015년 중의과학원 연구원인 투유유가 노벨생리의학 상을 받았죠. 전통의학 분야 최초의 노벨생리의학상 수상자입니다. 한때 존폐 위기에 있던 중의학은 정부의 전폭적인 지원을 바탕으로 이러한 성과를 내게 되었는데요. 세계 전통의학 시장의 규모는 이미 200조 원을 넘어섰고 2050년에는 약 6000조 원에 이를 것으로 예상됩니다. 한의표준임상진료지침 개발, 품질인증센터 운영 등 한의학의 표준화, 규격화 및 세계화를 목표로 노력하고 있는 우리나라 한의학계의 노력도 함께 이야기하고 있습니다.

5. 시사기획 창 – 우리의학, 미래를 꿈꾸다

우리의 전통 자산인 한의학이 위기를 거듭나고 더욱 발전하기 위한 조건을 진단합니다. 더불어 한의학과 현대의학의 협진 등 환자들을 위한 바람직한 통합의학의 방향은 무엇인지 생각해봅니다.
2014년 방영분이라서 KBS 〈시사기획 창〉 홈페이지 다시보기에는 없고, 대신 KBS NEWS(news.kbs.co.kr)에서 찾아볼 수 있습니다.

6. KBS 스페셜 – [552회] 한국의 과학과 문명 위대한 유산 – 2편 세계가 탐낸 조선의 의학, 동의보감

KBS 스페셜 〈한국의 과학과 문명, 위대한 유산〉 시리즈 중 두 번째 편입니다. 현대 의학은 왜 400년 전 동의보감에 주목하는지, 우리가 미처

몰랐던 놀라운 조선의 의학 동의보감이 현대를 사는 우리에게 전하는 가치를 보여줍니다.

7. 직업의 세계 일인자 - 한(韓)의학의 맥을 잇다 한의학자 변정환

EBS 다큐멘터리 프로그램으로, 자신의 일을 천직으로 여기며 평생을 바쳐 각 분야 최고 일인자 위치에 오른 인물들을 소개하고 있습니다. 한의학자 변정환은 1969년 세계 최초로 한방종합병원을 설립하고, 1980년 한의사로서 최초로 한의대(대구한의대)를 설립했습니다. 한의학에 대한 그의 열정과 긍지를 통해 한의사의 길을 엿볼 수 있습니다.

8. EBS 초대석

국내외 우리 사회의 다양한 분야에서 활동 중인 명사를 초대해 그들의 삶과 철학, 그리고 이슈에 대해 이야기하는 프로그램입니다.

(1) 푸른 눈의 한의사 - 라이문드 로이어 한의사

11월 22일 '세계 침의 날'을 맞이해 침술의 효과와 매력에 빠져 한의학을 배운 서양인 최초 한의사 라이문드 로이어와 함께 이야기를 나눕니다.

(2) 골드 핑거, 이란에 한의학을 소개하다 - 이영림 한의학 박사

골드 핑거(신이 내린 손가락)라는 별명으로 이란의 수많은 두통 환자를 치료한 이영림 한의사와 함께 한의학의 세계화, 한의학과 양의학이 공존할 수 있는 바람직한 방법에 대해 이야기합니다.

(3) 한의약, 대한민국을 넘어 세계시장을 꿈꾼다 – 이응세 한약진흥재단 원장

한의학과 한약의 발전을 위해 한약진흥재단(현 한국한의약진흥원)이 추구하고 있는 방향성에 대해 이야기합니다.

9. KBS 다큐세상 – 독립운동의 숨은 영웅들, 한의사

국권을 강탈하고 민족문화와 전통의학(한의학)을 탄압한 일제에 맞선 한의사들의 삶과 업적을 소개합니다. 65세의 나이로 조선총독을 향해 폭탄을 던진 강우규, 1933년 대전자령 전투(한국 독립군 3대 대첩 중 하나)에서 군의관으로 참전한 신홍균, 저항 시인 이육사의 외삼촌이자 독립투사를 지원하고 군자금을 조달한 허발 선생이 바로 그들입니다.

10. 한의학은 어떻게 일제의 말살정책을 이겨냈는가

(youtu.be/D8sM1CN-WdU)

광복 70년을 맞아 일제에 항거하여 독립운동을 전개하고 한의학을 지켜낸 한의사들의 역사를 다룬 다큐멘터리입니다.

이 밖에도 대한한의사협회에서 운영하는 유튜브 채널인 AKOM_TV를 통해 한의학과 관련된 다양한 동영상과 자료를 볼 수 있습니다.

가 볼 만 한 ──────── 곳

허준 박물관 www.heojun.seoul.kr

서울약령시 한의약 박물관 museum.ddm.go.kr

경희대학교 한의학 역사박물관 museumkm.khu.ac.kr

대구약령시 한의약 박물관 www.daegu.go.kr/dgom/index.do

대구한의대학교 박물관 museum.dhu.ac.kr

합천 한의학 박물관 hckmm.modoo.at

산청 한의학 박물관 donguibogam-village.sancheong.go.kr/html/sub/01_02_02.jsp

연자 약초 수목원, 연자 한의학 박물관 www.yjmediherb.com